Ebtesam Abdel Nabi Abdel Hamid

Apoio emocional para o stress da gravidez de alto risco

Ebtesam Abdel Nabi Abdel Hamid

Apoio emocional para o stress da gravidez de alto risco

Efeito do apoio emocional na perceção do stress entre grávidas de alto risco hospitalizadas

ScienciaScripts

Imprint
Any brand names and product names mentioned in this book are subject to trademark, brand or patent protection and are trademarks or registered trademarks of their respective holders. The use of brand names, product names, common names, trade names, product descriptions etc. even without a particular marking in this work is in no way to be construed to mean that such names may be regarded as unrestricted in respect of trademark and brand protection legislation and could thus be used by anyone.

Cover image: www.ingimage.com

This book is a translation from the original published under ISBN 978-620-7-48512-3.

Publisher:
Sciencia Scripts
is a trademark of
Dodo Books Indian Ocean Ltd. and OmniScriptum S.R.L publishing group

120 High Road, East Finchley, London, N2 9ED, United Kingdom
Str. Armeneasca 28/1, office 1, Chisinau MD-2012, Republic of Moldova, Europe
Printed at: see last page
ISBN: 978-620-7-76174-6

RESUMO

As mulheres hospitalizadas com gravidez de alto risco estão expostas a muitos factores de stress, tais como a separação das suas famílias, um ambiente inadequado e ruidoso, a rotina hospitalar, a falta de privacidade e a falta de conhecimentos sobre o seu diagnóstico e os seus fetos. O stress tem um efeito negativo nos resultados maternos, fetais e neonatais, tais como aborto, parto prematuro e bebés com baixo peso à nascença. ***Projeto****: Para este estudo, foi adotado um modelo de investigação quase experimental (um grupo de séries cronológicas).* ***Amostra****: Para efeitos do presente estudo, foi recrutada uma amostra intencional de 45 mulheres grávidas de alto risco durante um período de 3 meses.* ***Local****: Paciente de alto risco internada (Departamento 21) no Hospital de Obstetrícia e Ginecologia, afiliado aos Hospitais da Universidade do Cairo.* ***Instrumentos****: A- Maternal Interviewing Questionnaire, que inclui dados sócio-demográficos e história obstétrica, B- Perceived Stress Scale-10 Items for Hospitalized Patient (PSS-10 HP), utilizado para medir o nível de stress antes e depois da intervenção, C- Hospital Stressors Assessment Sheet, utilizado para identificar os factores de stress do hospital e as formas de lidar com eles.* ***Resultados:*** *O presente estudo revelou uma diferença estatisticamente significativa no nível de stress antes e depois da intervenção devido ao apoio emocional (X2 41,627, P .000*). O estudo também revelou que não existe uma diferença estatisticamente significativa entre o nível de stress e o peso do recém-nascido, as complicações neonatais, a hora e o modo de parto (X2 18,280, P .107*).* ***Conclusão e recomendação****: as mulheres hospitalizadas com gravidez de alto risco precisam não só de tratamento médico, mas também de prestar atenção ao seu bem-estar psicológico. Os prestadores de cuidados de saúde devem fornecer um apoio emocional para reduzir o stress materno e, subsequentemente, melhorar os resultados da gravidez.*

Palavras-chave: *Gravidez de alto risco, Apoio emocional, Stress percebido*

AGRADECIMENTOS

Em primeiro lugar e acima de tudo, sinto-me sempre em dívida para com ALLAH, o mais bondoso e o mais misericordioso, por me ter permitido realizar este trabalho. Gostaria de ter esta oportunidade de expressar o meu maior apreço a todos aqueles que, direta ou indiretamente, me ajudaram na realização desta tese.
As palavras nunca são suficientes para transmitir a minha sincera gratidão e o meu maior agradecimento à ***Dra. Yousria Ahmed Elsayed****, professora de Enfermagem de Saúde Materna e Neonatal. Faculdade de Enfermagem da Universidade do Cairo, pelo seu precioso tempo, esforço incansável, orientação, apoio, comentários científicos e grande ajuda na supervisão deste trabalho.*

Gostaria de expressar a minha gratidão e apreço à ***Dra. Hanan Fahmy Azzam,*** *professora de Enfermagem de Saúde Materna e Neonatal. Faculdade de Enfermagem da Universidade do Cairo, pela sua valiosa orientação, apoio e grande ajuda na supervisão deste trabalho. Não há palavras que possam exprimir os meus sentimentos, respeito e gratidão para com ela no que diz respeito ao seu encorajamento contencioso para a realização deste trabalho.*

Um agradecimento especial a todas as mulheres que participaram ativamente neste estudo e que foram muito agradecidas e cooperantes, tolerando-me até à realização deste trabalho. Um agradecimento especial à alma do meu pai, da minha mãe, das minhas irmãs, do meu irmão, do meu marido e dos meus filhos mais novos pelo seu apoio, ajuda e cooperação para a realização deste trabalho.

Por último, um agradecimento especial ao meu professor e colegas do Departamento de Enfermagem de Saúde Materna e Neonatal da faculdade pelo seu apoio, ajuda e cooperação contínuos para a realização deste trabalho.

Autor
Ebtesam Abdel Nabi Abdel Hamid

INTRODUÇÃO

A gravidez pode trazer um sentimento de alegria, felicidade e excitação às mulheres, mas algumas mulheres sentem tristeza, ansiedade e preocupações relativamente à sua vida e à vida dos seus fetos devido à presença de uma condição médica na gravidez. A condição médica pode afetar os resultados da gravidez e a gravidez pode também deteriorar a condição médica, o que é conhecido como "gravidez de alto risco" (Araujo, Romero, Zandonade & Amorim, 2016; Lee, 2014). Numa gravidez de alto risco, as mulheres e os seus fetos estão expostos ao risco de problemas de saúde durante a gravidez, o parto ou o pós-parto. As condições que são consideradas de risco incluem trabalho de parto prematuro, bebés com baixo peso à nascença, incompetência cervical, placenta prévia, doenças cardíacas na gravidez, hipertensão, hiperemese gravídica, rotura prematura de membranas e outras condições que levam a um desvio da gravidez normal. As mulheres com gravidez de alto risco sentem desconforto físico e psicológico devido a medos e preocupações relativamente à sua própria saúde e à saúde dos seus fetos (Lee & Lee, 2016).

As mulheres hospitalizadas com gravidez de alto risco experimentam diferentes sentimentos e emoções, como o medo de não conseguirem manter ou completar a gravidez atual, especialmente se tiverem tido uma perda de gravidez anterior ou qualquer má experiência em gravidezes anteriores. A mulher também se preocupa com a evolução do seu estado de saúde. Este medo coloca-a em tensão e stress. Na maioria dos casos, este stress não é observado pelos prestadores de cuidados de saúde (Wihelm et al, 2015).

O ambiente hospitalar tem um grande impacto negativo nas mulheres grávidas no que diz respeito à privacidade, ao controlo pessoal, à luz extra, ao ruído e à falta de apoio social. As mulheres hospitalizadas têm pouco controlo sobre o seu ambiente e não dispõem de meios que as ajudem a lidar com o ambiente, tais como vistas naturais devido a outros edifícios atrás e à frente do hospital; não têm fontes de distração, tais como televisões, música, plantas. Outra fonte de stress no hospital é o facto de as grávidas terem pouca ou nenhuma informação sobre o seu diagnóstico, tratamento e procedimentos. As grávidas também se sentem sobrecarregadas com a tecnologia e com um ambiente pouco familiar (Devlin & Andrade, 2017).

O stress psicológico devido à hospitalização tem sido associado a uma vasta gama de resultados reprodutivos negativos para a mulher e o feto. Por exemplo, o aumento do risco de aborto precoce, parto prematuro e bebés com baixo peso à nascença. Todas estas complicações resultam da ativação do eixo hipotálamo-hipófise-adrenal (HPA) causada pelo stress psicológico. Esta ativação aumenta a secreção de cortisol, que varia dinamicamente ao longo do período peri-concecional, levando à diminuição do fluxo sanguíneo para a circulação placentária e ao início prematuro da contração uterina (Nepomnaschy et al, 2015 e Sabri, Nabel, 2015). Outros comportamentos de saúde associados ao stress psicológico materno incluem alterações no padrão alimentar e de sono, o sono perturbado tem muitos resultados adversos como o nascimento prematuro, hipertensão, metabolismo da glicose prejudicado, o sono perturbado também afeta várias vias, incluindo neuroendócrinas, funções inflamatórias e metabólicas (Beijers, Buitelar & Weerth, 2014). A gestão dos factores de stress da hospitalização está a tornar-se crucial para as mães e para o feto, para evitar complicações maternas e fetais resultantes do stress. Embora alguns factores de stress sejam inevitáveis, o stress sentido pelas grávidas de alto risco deve ser reduzido tanto quanto possível. O ambiente físico que rodeia as mulheres é importante para criar ou reduzir o stress. As mulheres grávidas também precisam de apoio social através da rede social de recursos psicológicos e materiais que aumentam a sua capacidade de lidar com o stress. O apoio social inclui a família, o prestador de cuidados e o apoio informativo. A mulher grávida também precisa de saber quem se preocupa com ela e, muitas vezes, recorrer a eles quando necessário para procurar ajuda, consulta e tranquilidade (Devlin & Andrade, 2017; Angela & Barlow, 2016).

Prestar apoio emocional significa que existe uma troca que proporciona uma atitude emocional positiva, uma atmosfera de compreensão, encorajamento, empatia e apoio. As mulheres com gravidez de alto risco necessitam de cuidados multidisciplinares, não só físicos mas também emocionais, porque as alterações físicas podem afetar o bem-estar emocional e o estado emocional pode afetar o curso fisiológico da gravidez (Kent, Yazbec, Heyns & Coetzec, 2015).

Os enfermeiros são uma importante fonte de apoio durante o internamento, não só para as grávidas mas também para os familiares. Fornecer informações sobre a doença e o seu tratamento, fazer e responder a perguntas, cuidar como ouvir, estar presente, contacto visual, aceitar e tocar, lidar com situações difíceis vivendo a situação, manter a esperança, encorajar os membros da família a prestar cuidados e apoio ao doente, criar confiança mútua. Este apoio proporciona ao doente uma sensação de controlo, uma sensação de normalidade na sua vida, o apoio também afecta o equilíbrio mental, a sensação de alívio, o sentir-se mais calmo, o sentir-se bem, a diminuição dos medos, da ansiedade e do stress (Mattila, Kaunonen, Alto & Kurki, 2014). Além disso, os enfermeiros devem concentrar-se em estabelecer uma relação de confiança com as mulheres, fornecendo informações claras e exactas sobre o estado de saúde materna e fetal e sobre as formas de lidar com a situação. Além disso, a compreensão das necessidades das grávidas de alto risco ajuda o enfermeiro a melhorar a qualidade dos cuidados de enfermagem e a fornecer orientações sobre a gestão do stress. Os enfermeiros também são responsáveis pela deteção precoce de complicações e encaminhamento de casos graves para reduzir a morbidade e mortalidade materno-infantil (Amorim et al., 2017). Na mesma linha, os cuidados pré-natais em grupo, especialmente com as mulheres que têm diagnóstico semelhante ou idade gestacional semelhante, tiveram efeitos positivos sobre as mulheres e seus fetos. O estudo efectuado por (Mazzoni & Carter, 2017; Mcleish & Redshaw, 2017), que avalia o efeito do apoio de grupo nos resultados da gravidez. Cada grupo de estudo é constituído por cerca de 8 a 10 mulheres e pelo prestador de cuidados de saúde que co-facilita as sessões educativas. Alguns dos benefícios dos cuidados de grupo incluem: diminuição das taxas de parto prematuro, diminuição das taxas de bebés com baixo peso à nascença, aumento da satisfação das mulheres através do aumento dos seus conhecimentos, também os cuidados pré-natais de grupo foram eficazes na redução do stress, dos níveis de depressão e as mulheres seguem comportamentos de saúde positivos.

Importância do estudo atual

A hospitalização e a gravidez de alto risco são factores de stress potentes que afectam a mãe e o feto. Os efeitos negativos do stress na gravidez incluem o aborto, o parto prematuro e bebés com baixo peso à nascença. A taxa de mortalidade pré-natal no Egipto é de cerca de 45/1000 nascimentos, sendo que a maioria das mortes pré-natais se deve a complicações relacionadas com a gravidez e o parto (Elshabrawy, Elrefaei, Aziz & Elsonosy, 2010). A mortalidade materna relacionada com a gravidez de alto risco atinge diariamente 380 mulheres em todo o mundo. Cada 1/10 bebés nascem pré-termo devido a condições de alto risco como o stress, a hipertensão, a diabetes e a infeção (Organização Mundial de Saúde, 2015). Embora existam alguns estudos que investigam o efeito do stress na gravidez de alto risco e fornecem programas de apoio para reduzir o stress, no entanto, no Egipto há poucos estudos realizados nesta área crítica. Assim, este estudo fornecerá resultados sobre a eficácia do apoio emocional dado para reduzir o stress resultante da hospitalização devido a diferentes condições de alto risco, o que pode ajudar a melhorar os resultados da gravidez. Além disso, os resultados deste estudo podem melhorar a qualidade dos cuidados de enfermagem, fornecendo conhecimentos aos profissionais de saúde que podem ser utilizados para compreender as fontes de stress, planear e implementar cuidados de apoio que diminuam o stress materno. Além disso, os resultados contribuirão para o corpo de conhecimentos de enfermagem nesta área negligenciada. O enfermeiro tem um papel crucial na minimização do nível de stress, fornecendo informações precisas, tranquilizando a mãe acerca do feto e da sua condição médica, fornecendo ensinamentos de saúde acerca das necessidades das grávidas de alto risco durante a hospitalização, proporcionando uma escuta ativa e permitindo que as mulheres expressem os seus medos e preocupações. Finalmente, as conclusões deste estudo podem ser implementadas no futuro como parte de um protocolo de cuidados a grávidas de alto risco.

Objetivo do estudo

Este estudo tem como objetivo testar o efeito do apoio emocional na perceção do stress em grávidas de alto risco hospitalizadas.

Hipótese de investigação

A prestação de apoio emocional a grávidas de alto risco hospitalizadas pode reduzir a perceção de stress.

Definições operacionais

Apoio emocional. Na literatura, o apoio emocional é definido como a capacidade de fornecer comunicação verbal e comportamental para facilitar a adaptação psicossocial à doença e ao ambiente hospitalar. O principal objetivo consiste em fornecer informações à grávida de alto risco sobre a doença, o motivo do internamento, o bem-estar do feto, dar formação sobre saúde de acordo com as necessidades, empatia, escuta ativa, responder a perguntas, estar presente e disponível quando necessário, dar esperança, interagir com a doente como um ser humano. Proporcionar gestos de apoio como o toque físico em caso de dor, sentar-se à frente da grávida, estabelecer contacto visual, encorajar a doente a restabelecer a ligação com o seu poder superior ou espiritualidade (Adamson et al., 2012) e esta definição será adaptada e utilizada neste estudo.

TEMAS E MÉTODOS

Objetivo do estudo

Este estudo tem como objetivo testar o efeito do apoio emocional na perceção do stress em grávidas de alto risco hospitalizadas.

Hipótese de investigação

A prestação de apoio emocional a grávidas de alto risco hospitalizadas pode reduzir a perceção de stress.

Conceção da investigação

Para este estudo, foi adotado um modelo de investigação quase experimental (conceção de séries cronológicas de um grupo), em que são efectuadas medições periódicas de variáveis definidas antes e depois da intervenção durante um determinado período de tempo. São obtidas observações múltiplas antes da intervenção para estabelecer uma linha de base. Também são obtidas observações múltiplas após a intervenção. Os efeitos são demonstrados quando as observações após a intervenção se desviam da linha de base ao longo do período de tempo (Jupp, 2014). Esta conceção corresponde ao objetivo do estudo, uma vez que mede a mesma variável "nível de stress percebido" na linha de base, depois após a intervenção e, em seguida, mede-a duas vezes para o acompanhamento.

Definição:

O estudo foi efectuado no departamento de gravidez de alto risco (21) do Hospital Universitário El Manial, filiado nos hospitais universitários do Cairo. Este departamento incluía 2 salas com 23 camas cada e recebia aproximadamente 3987 grávidas por ano. Todas as condições de alto risco admitidas eram diabetes, doenças cardíacas, distúrbios hipertensivos durante a gravidez, doenças auto-imunes como o lúpus sistémico e a síndrome antifosolipídica, que causam perdas recorrentes de gravidez, hiperémese gravídica, anomalias da placenta como a placenta prévia e a placenta acreta, hemorragia uterina com e sem gravidez, histerectomia e quisto do ovário. Relativamente à amostra do estudo, 12-15 mulheres grávidas de alto risco foram admitidas mensalmente no departamento de internamento de gravidez de alto risco (21) com diagnóstico de doença cardíaca, diabetes mellitus e perda recorrente da gravidez.)

Amostra:

Para efeitos do presente estudo, foi recrutada uma amostra intencional de 45 mulheres grávidas de alto risco durante um período de **10** meses (3 meses para cada mulher). A amostra foi calculada utilizando a análise de poder (G power versão 3.1.1) com um poder de 0,95 (β = 1-,95 = 0,05) a um alfa de 0,05 (bilateral), que foi utilizado como nível de significância com um tamanho de efeito grande (0,05). Embora o número mínimo de 35 indivíduos fosse exigido pela análise do poder. A amostra do estudo foi dividida em três grupos: cardíaco, diabetes e grupo de perda recorrente de gravidez, cada grupo constituído por **15** mulheres.

Critérios de inclusão. A) Gravidez única ou múltipla, B) Diagnosticada como tendo gravidez com doença cardíaca, Diabetes Mellitus e Perda recorrente de gravidez, C) Sem gravidezes ou paridade específicas, e D) Com conceção normal ou com FIV (In Vetro Fertilização).

Critérios de exclusão. Serão excluídas as pessoas com outras doenças, como doença renal, problemas hepáticos, distúrbios hipertensivos durante a gravidez, hiperémese gravídica, anomalias da placenta, como placenta prévia e placenta acreta, hemorragia, histerectomia e quisto do ovário.

Instrumentos de recolha de dados:

A- Questionário de entrevista materna. Incluía 1) Dados demográficos como ID, idade, nível de escolaridade, local de residência, idade do casamento, casado com familiares ou não; 2) História obstétrica como código obstétrico (TPAL).

B-Folha de avaliação dos factores de stress no hospital.

Foi desenvolvido pelo investigador para recolher dados sobre os seguintes itens 1) Stressores da hospitalização, 2) Padrão de sono durante a hospitalização "sem sono, sono interrompido ou dormir demasiado. 3) Sentir-se cansado ou com

pouca energia, 4) Ambiente hospitalar; 5) Sentimentos "nervoso, triste, ansioso, preocupar-se demasiado com coisas diferentes, ficar facilmente irritável, não conseguir parar de chorar ou controlar a preocupação, sentir medo como se algo de mau pudesse acontecer, desligar-se dos outros ou do ambiente;
6) fontes de tranquilidade durante a hospitalização; 7) lidar com os factores de stress da hospitalização;
8) resultados da gravidez: maternos e fetais.

C- Escala de stress percebido (10 itens) para pacientes hospitalizados (PSS-10 HP).

Esta escala é um instrumento clássico de stress, originalmente desenvolvido em 1983 por Cohen, Kamarck & Mermelstein, para utilização em regime de internamento. A escala **inclui** 10 itens sobre a experiência de stress, sentimentos e pensamentos durante a hospitalização. Utilizando uma escala de likert, as respostas às perguntas variam entre "0 - nunca, 1 - quase, 2 - às vezes, 3 - frequentemente, 4 - muito frequentemente". As pontuações individuais nesta escala variam de 0 a 40, sendo que as pontuações mais elevadas indicam um nível mais elevado de perceção de stress: 0-13 é considerado um nível baixo de perceção de stress, 14-26 é considerado um nível moderado de perceção de stress e 27-40 é considerado um nível elevado de perceção de stress. A versão árabe da ferramenta foi aplicada na Universidade de Tishreen (em Soryia) no estudo realizado por Saleh & Mashael (2014). O estudo utilizou a "escala de perceção de stress" numa amostra de 268 indivíduos e a fiabilidade foi estabelecida pelo teste de fiabilidade Alfa de Cronbach (0,836).

Validade e fiabilidade

Os instrumentos foram submetidos a um grupo de peritos médicos e de enfermagem na área da obstetrícia e ginecologia para testar a validade do conteúdo, tendo sido efectuadas alterações de acordo com a opinião dos peritos sobre a clareza das frases e a adequação do conteúdo do apêndice (A) Dados sócio-demográficos e do apêndice (B) da Ficha de Avaliação dos Factores de Stress Hospitalar.

Estudo-piloto

Foi realizado um estudo-piloto com 10% da amostra (5 participantes) para avaliar a viabilidade do estudo, bem como a clareza e a objetividade dos instrumentos. De acordo com o resultado do estudo-piloto, foram introduzidas as alterações necessárias e essas mulheres foram excluídas do estudo propriamente dito. Foi feita uma alteração no apêndice (A) dos dados sócio-demográficos e no apêndice (B) da Ficha de Avaliação dos Factores de Stress no Hospital, mas o terceiro instrumento, o apêndice (C) da escala de perceção do stress, foi normalizado e utilizado tal como está.

CONSIDERAÇÃO ÉTICA

Foi obtida autorização do Comité de Ética em Investigação da Faculdade de Enfermagem da Universidade do Cairo. Foi também obtida uma autorização oficial do pessoal autorizado do Hospital Maternidade El Manial para a realização do estudo. Também foi obtida autorização do diretor do hospital de obstetrícia e ginecologia, bem como dos médicos responsáveis pelo tratamento no departamento de gravidez de alto risco (21) antes da intervenção. Foi obtido o consentimento escrito de todos os participantes no estudo depois de lhes ter sido explicado o objetivo e a natureza do estudo. O investigador sublinhou que a participação no estudo era inteiramente voluntária. Também foi assegurado o anonimato e a confidencialidade.

Procedimento

Os dados foram recolhidos durante um período de **10 meses (de janeiro a outubro),**
2017) através de três fases: **avaliação** inicial**, intervenção e acompanhamento repetido**.

1)-Entrevista **e avaliação.** O investigador reuniu-se com as participantes no departamento de gravidez de alto risco, depois de explicar o objetivo e a natureza do estudo. Foram obtidos dados relativos à sociodemografia, à história obstétrica e à história clínica. Também foi medido o nível de stress percebido na linha de base utilizando a PSS-10 HP. Os dados relativos à experiência de hospitalização e à perceção dos factores de stress foram obtidos utilizando a folha de avaliação dos factores de stress hospitalares (2 vezes no espaço de três semanas). Esta entrevista demorou 20-30 minutos para cada sujeito. (2 vezes num período de três semanas).
2)-Intervenção**.** Durante um período de 6 semanas, consulta e revisão de dados com os médicos assistentes (ronda de pessoal). O investigador reuniu-se com as grávidas de alto risco dois dias por semana; segundas e quintas-feiras, divididas entre os três diagnósticos, das 10:00 às 12:00 horas, na sala de aula de um departamento de gravidez de alto risco, para prestar apoio informativo e emocional; através da prestação de informações sobre a doença, o motivo da admissão, o ensino da saúde de acordo com as suas necessidades e diagnóstico (o grupo de sujeitos foi dividido em três grupos de apoio de cardíacos, diabetes e

perda recorrente de gravidez, cada grupo de **15** mulheres, como se segue:

A)-O primeiro grupo foi o grupo de mulheres cardíacas, o investigador reuniu-se com elas na sala de aula todas as segundas-feiras para fornecer informações sobre; Descanso **e atividade**; descansar tanto quanto possível, mas não permanecer na cama por um longo período de tempo, quando ela faz atividade sentar-se em vez de ficar de pé para evitar sobrecarga no coração, para ter um período de descanso entre as actividades, dormir de 8-10 horas à noite e 2-3 horas durante o dia, sentar-se em posição semi-sentada, dormir em posição lateral esquerda para melhorar o fornecimento de sangue ao feto (Organização Mundial de Saúde, 2015 & American Heart Association, 2017).
Dieta de mulheres cardíacas; particularmente para alimentos que contêm vitamina K. As mulheres grávidas, especialmente as que tomam medicamentos anticoagulantes, não precisam evitar alimentos ricos em vitamina K, mas diminuí-los o máximo possível, como fígado, brócolis, couve de bruxelas e vegetais de folhas verdes, como espinafre, coentro e couve (Agency for Healthcare Research and Quality, 2013). Além disso, ela deve ter uma dieta com pouco sal e pouca gordura, carboidratos moderados, quantidade moderada de líquidos para evitar a desidratação, aumento de vitaminas como nas frutas (Cardiac Institute Booklet, 2015).
B)-O segundo grupo foi o grupo de mulheres diabéticas, o investigador também se reuniu com elas na sala de aula todas as quintas-feiras para fornecer informações sobre competências de autocuidado como; **Monitorização do nível de glicose no sangue** através do aparelho accuo, seleccionando o dedo adequado, ao lado do mesmo, esterilizando o local com algodão e álcool, pontuando-o e limpando a primeira gota, tomando a segunda gota e depois lendo o resultado e informando o médico. Administração de insulina; existem diferentes locais como à volta do umbigo, na coxa e na parte superior do braço, desinfetar o local e injetar insulina em 90 graus, não massajar após a injeção. **Dieta para diabéticos;** deve incluir baixo teor de açúcar simples, como em bolos, doces, sumos, dieta com baixo teor de gordura, grande quantidade de líquidos (água), grande quantidade de vegetais e frutas, baixo teor de hidratos de carbono (American diabetes association, 2017; Cardwel & Micheal, 2013).

C) O terceiro grupo era constituído pelas mulheres com antecedentes de perda de gravidez recorrente. O investigador também se reunia com elas na sala de aulas todas as segundas-feiras e fornecia-lhes informações sobre Dieta; as mulheres grávidas com aborto recorrente foram aconselhadas a fazer uma dieta saudável e equilibrada com abundância de bons hidratos de carbono, proteínas, produtos lácteos com baixo teor de gordura e muita fruta e legumes para manter um peso saudável e, assim, reduzir os riscos cardiovasculares, como doenças cardíacas (Pieper et al., 2013).

O ensino sobre saúde para as mulheres dos três grupos incluía

Contagem dos movimentos fetais, o investigador falou sobre a importância da contagem dos movimentos fetais, a mulher deve concentrar-se nos movimentos fetais após as refeições, deitando-se em posição lateral esquerda. Se ela não sentisse o movimento, deveria tomar líquido açucarado ou aplicar perfume no umbigo da mulher para estimular o movimento fetal, deveria ser 3movimentos / hora ou 12 por dia, após essa estimulação ela deveria relatar ao médico se o movimento fosse anormal do que o normal, (Ryo et al, 2017). **Cuidados e precauções com os medicamentos:** Os medicamentos mais utilizados foram clexane ou heparina, a educação incluiu aconselhar as mulheres a usar escova de dentes macia, ter cuidado ao lidar com objetos pontiagudos, não usar roupas apertadas, pressão prolongada no local da injeção ou amostra de sangue por um minuto, o tempo todo ela deve evitar lesões nos pés. Os enfermeiros devem mudar sempre o local da injeção, como à volta do umbigo, na parte superior do braço e na coxa. Além disso, devem ser aplicadas compressas quentes nos locais afectados por injecções repetidas. A heparina requer uma monitorização rigorosa devido ao seu índice terapêutico estreito, ao risco acrescido de hemorragia e ao potencial de trombocitopenia induzida pela heparina (Moore, Regina, Conti & Guzman, 2011).

Prevenção de infecções, através de uma higiene pessoal adequada, aumento da ingestão de vitamina C, banho diário e afastamento das pessoas com infecções do trato respiratório superior. Também **a prevenção de infecções vaginais através de uma** higiene adequada, especialmente na zona perinal, limpeza da frente para trás, não usar duches vaginais ou spray a não ser que seja prescrito, limpar a vagina com água morna e não usar sabão porque a vagina foi autolimpada, fazer uma dieta equilibrada e aumentar a quantidade de vitamina C. O investigador também aconselhou os enfermeiros sobre a importância da técnica asséptica quando lidam com essas mulheres durante a administração de medicação ou a recolha de amostras de sangue (Mody et al, 2015).

Foi também implementada **uma atividade de grupo** para os três grupos, permitindo que cada mulher falasse da sua experiência com a gravidez, o parto e a medicação. Permitiu-se que cada mulher falasse sobre as suas formas de lidar com o longo tempo no hospital e sobre o que faz quando se sente em perigo para si própria ou para o seu feto. O investigador também se encontrou individualmente com todas as grávidas de alto risco, antes ou depois da discussão em grupo, e fez as seguintes intervenções Falar com a mulher de forma solidária, escutar ativamente as suas preocupações e receios em relação à gravidez, responder a perguntas, interpretar os resultados da investigação, prestar cuidados de apoio, como sentar-se à frente da mulher e usar o contacto visual. Tranquilizar a mulher quanto ao bem-estar do feto através da auscultação do som do coração fetal com um sonicador portátil e informá-la sobre a ecografia após consulta do médico assistente. O investigador também foi autorizado a fazer chamadas telefónicas e a atender durante o trabalho de parto em alguns casos, assegurando o cumprimento da medicação. Reforçar o contacto do marido e da família com a parturiente através de telefonemas e visitas ao hospital. Encorajar actividades que possam ajudar a libertar o stress e a lidar melhor com a situação, como a leitura de livros, revistas, o Livro Sagrado, fotografias, rádio e outras coisas queridas.

3)-Fase de acompanhamento/ pós-teste. Nas últimas 3 semanas, o investigador mediu o nível de stress após a intervenção (2 vezes, a 1st imediatamente após 6 semanas de intervenção e a 2nd após 2 semanas da intervenção anterior), encontrando-se com a mulher num departamento de gravidez de alto risco (21) e utilizando também chamadas telefónicas para estar em contacto com elas e para assegurar que seguiam as instruções que as mantinham emocionalmente apoiadas.

ANÁLISE ESTATÍSTICA

O software Statistical Package for the Social Science (SPSS), versão 20, foi utilizado para a introdução e análise dos dados. A gestão dos dados foi efectuada através da codificação e da introdução das respostas no computador. O investigador verificou todos os dados para evitar quaisquer discrepâncias. Foram utilizadas estatísticas descritivas para analisar a população da amostra. Foram utilizadas a média, os desvios-padrão e as distribuições de frequência. Foi utilizada a estatística inferencial "t" emparelhada para determinar as diferenças entre a avaliação pré-teste e pós-teste do mesmo grupo para dados quantitativos. ANOVA de Friedman não paramétrica repetida e teste do qui-quadrado para variação de medidas repetidas para dados quantitativos.

Nível de significância

Para todos os testes estatísticos efectuados, o limiar de significância foi fixado no nível de 5% (valor P). Um valor P- >0,05 indica resultados estatisticamente não significativos e um valor P- <0,05 indica resultados estatisticamente significativos, um valor P- ≤ 0,01 indica resultados altamente significativos.

RESULTADOS

O objetivo deste estudo é testar o efeito do apoio emocional na redução do nível de stress em mulheres grávidas de alto risco hospitalizadas. Os resultados deste estudo são apresentados em 4 secções principais. A primeira descreve as características sócio-demográficas da amostra; a segunda secção diz respeito à história obstétrica; a terceira secção avalia as fontes de stress no hospital e as formas de lidar com ele; a quarta secção avalia a perceção do stress antes e depois da intervenção e os resultados da gravidez.

Secção -1) características sócio-demográficas

Quadro (1)
Distribuição das mulheres grávidas de acordo com as suas características sócio-demográficas

dados socio-demográficos	N = 45	%
Idade 20<25	8	17.8
25<30	16	35.6
30<35	12	26.7
35<40	6	13.3
Mais de 40	3	6.7
Endereço rural	18	40.0
Urbano	27	60.0
Idade do casamento		
15<20	22	48.9
20<25	20	44.4
25<30	3	6.7
Casado com familiares		
Não	32	71.1
Sim	13	28.9

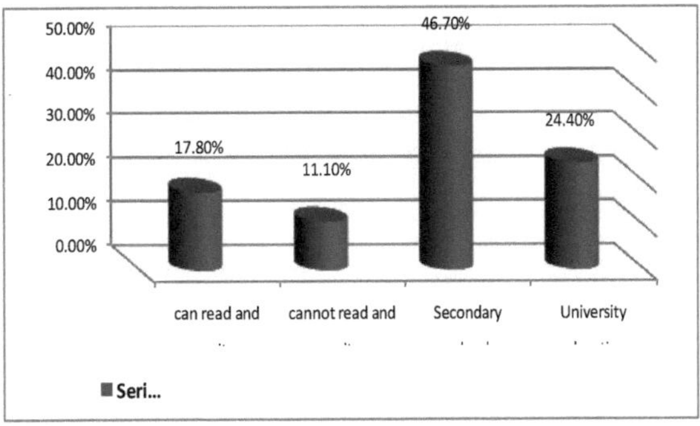

Figura (1) Distribuição das mulheres grávidas de acordo com o seu nível de escolaridade

Esta secção inclui a descrição das características sociodemográficas da amostra: idade, residência, nível de escolaridade, idade do casamento. A idade das mulheres variava entre >20 e mais de 40 anos. A idade média variava entre os 25 e os 35 anos. O nível de educação variou entre não saber ler e escrever e a universidade, mas mais de 90:95% das mulheres têm o ensino secundário, com uma média de 46,7%. No que respeita à residência, 60% das mulheres provêm de zonas urbanas, enquanto 40% provêm de zonas rurais. A idade do casamento variou entre os 15 e os 30 anos e 29% das mulheres casaram com familiares, enquanto 71% não casaram com familiares. Tabela (1), Figura (1).

Secção 2- História obstétrica

Quadro (2)
Distribuição das grávidas segundo os antecedentes obstétricos (TPAL)

História obstétrica		N=	45	%
Número de gravidezes Um	1			2.2
Duas/ Três vezes	15			33.3
Quatro	15			33.3
Mais de cinco	14			31.1
Número de abortos Nenhum aborto	11			24.4
Um/ Dois	16			35.6
Três	4			8.9
Quatro	5			10.1
Mais de seis abortos	9			20.0
Número de bebés pré-termo Sem pré-termo	33			73.3
Ter bebés prematuros	12			26.7
Número de filhos vivos Nenhum filho vivo	12			26.7
Um/ Dois	25			55.5
Três	6			13.3
Mais de três	2			4.4

Vinte por cento das mulheres têm mais de seis abortos, 37,8% têm dois abortos e mais, enquanto 24,4% não têm abortos. As causas dos abortos incluem o baixo fornecimento de sangue ao feto devido a doença cardíaca ou doenças imunitárias como a síndrome antifosolipídica, diabetes e colo do útero incompetente. Tabela (2).

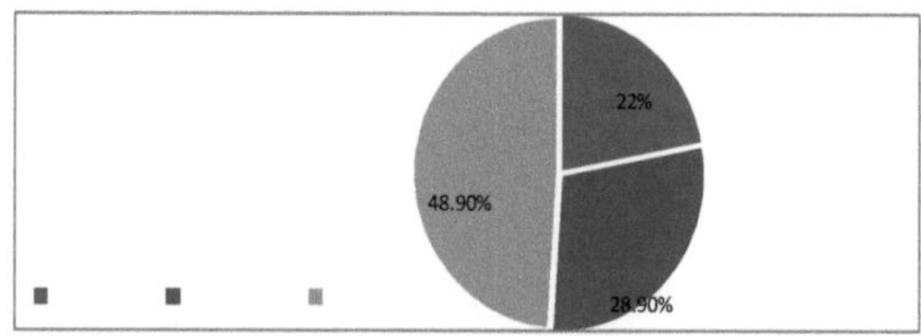

Figura (2), Distribuição das grávidas de acordo com os seus antecedentes obstétricos

A figura (2) mostra que vinte e dois por cento das mulheres grávidas de alto risco eram nulíparas (não têm filhos), 28,9% eram primíparas (têm um filho) e 45% eram multíparas (têm mais de dois filhos).

Quadro (3)

Distribuição das grávidas segundo a idade gestacional e o diagnóstico

Variáveis	N= 45	%
Primeiro trimestre (0-13 semanas)	15	33.3
Segundo trimestre (14-26 semanas)	14	31.1
Terceiro trimestre (27-40 semanas)	16	35.6
Motivo de admissão no hospital Aborto recorrente	15	33.3
Diabetes gestacional	15	33.3
Doença cardíaca	15	33.3

Trinta e cinco vírgula seis das mulheres grávidas estavam no terceiro trimestre, 31,1% estavam no segundo trimestre, enquanto as restantes estavam no primeiro trimestre. As mulheres deste estudo foram classificadas em três grupos iguais: cardíacas, diabéticas e com abortos recorrentes; cada grupo é constituído por 15 mulheres. Tabela (3).

Secção -3) Stressores de hospitalização

Quadro (4)

Estressores de hospitalização relatados por gestantes de alto risco

Causas do stress	N= 45	%
Separação da família	20	44.4
Medo do desconhecido	14	31.1
Preocupações e preocupações com o feto	25	55.5
Falta de informação sobre o feto. U/S	6	13.3
Falta de informação sobre o estado de saúde e os procedimentos médicos	6	13.3
Aborrecimento da estadia no hospital	10	22.2
Rotinas hospitalares	10	22.2
Ambiente desconhecido (comida, casa de banho, camas, ...)	25	55.5
Sentir-se sobrecarregado com as suas famílias sob a forma de visitas e	14	31.1
cuidar de outras crianças em casa Insónias e interrupções do sono	32	75.6
Dormir durante muito tempo por se sentir aborrecido com a estadia no hospital	11	24.4

*Respostas não mutuamente exclusivas

Os factores de stress referidos pelas mães foram: Preocupações e preocupações com o feto 55,5%, ambiente inadequado como comida inadequada, camas e casa de banho por percentagem de 55,5%, separação da família 44,4%. O medo do desconhecido foi referido por 31,1% das mulheres, o sentimento de sobrecarga para a família devido às visitas ao hospital e aos cuidados prestados a outras crianças em casa foi referido por 31,1% das mulheres, e o sentimento de tédio devido à longa permanência no hospital foi referido por 22,2%. Treze vírgula três das mulheres referiram falta de informação sobre o estado do feto e o relatório da ecografia. Além disso, 13,3% das mulheres não tinham informações sobre o diagnóstico e os procedimentos relacionados com a sua condição. 75,6% das mulheres apresentaram alterações no padrão de sono devido à hospitalização como insónia e sono interrompido. Tabela (4).

Quadro (5)

Avaliação do sentimento de perigo da mulher em relação ao feto e da sua ação

Variável	N= 45	%
Sente perigo em relação ao seu feto?		
Não	5	11.1
Sim	40	88.9
* Em caso afirmativo: (N= 40)		
Quais são as causas dos perigos?		
Aborto	15	37.5
Trabalho de parto prematuro	11	27.5
Morte fetal intra-uterina	6	15.0
Anomalias fetais	1	2.5
Necessidade de incubadora ou unidade de cuidados intensivos neonatais	7	17.5
A primeira ação das mulheres quando sentem perigo em relação ao feto?		
Chorar	6	15
Concentrar-se no movimento fetal	15	37.5
Relatório ao médico	17	42.5
Tomar medicamentos que diminuam a contração	2	5
*N.B.: Apenas 40 mulheres sentiram perigos para os seus fetos.		

Oitenta e oito vírgula nove por cento das mulheres sentiram perigos relacionados com os seus fetos, como a morte fetal intra-uterina (15%), o medo de anomalias congénitas (2,5%) e o medo do aborto (37,5%). A ação das mulheres em relação aos sentimentos de perigo acima referidos inclui 37,5% que se concentram primeiro no movimento fetal e só depois tomam uma atitude. Enquanto 42,5% se dirigem primeiro ao médico e 5% tomam primeiro medicamentos que diminuem a contração uterina. Tabela (5).

Quadro (6)

Distribuição das mulheres de acordo com as fontes de tranquilização sobre o seu estado e o seu feto

Fontes de tranquilidade	N= 45	%
Fazer uma ecografia	33	73.3
Tranquilização sobre a condição médica	20	44.4
Ser informado dos resultados das análises laboratoriais/ ecografias	25	55.5
Sentir o movimento fetal	18	40

*respostas exclusivas não-mútuas

Trinta e sete vírgula três por cento das mulheres ficaram tranquilas em relação aos seus fetos quando os viram na ecografia, 40% ficaram tranquilas ao sentirem o movimento do feto no útero. Em 55,5% das mulheres, o medo diminuiu ao saberem mais sobre os resultados das investigações laboratoriais ou sobre os resultados do relatório da ecografia 3D pelo médico ou pelo investigador, especialmente quando os resultados são normais. Tabela (6).

Quadro (7)

Alterações no padrão de enfrentamento dos factores de stress da hospitalização relacionadas com a intervenção

Coping with
Pre coping
Post coping

hospitalization stressors N % N %
Coping with hospital stressors

A lot of crying	26	57.7	6		13.3	
Talk in telephone with preferred persons	14	31.1	22		48.8	X2
Sit with other women talking, eating and praying with each other	9	20.0	37		82.2	.264
Read some books as a HOLY BOOK or others Use technology as internet	3 0	6.6 0	 13	25	55.5 28.8	P .967
Praying and talking to GOD, Reliaigic behavior	7	15.5	10		22.2	

*Respostas exclusivas não-mútuas

Cinquenta e sete vírgula sete por cento das mulheres grávidas lidaram com a hospitalização chorando na pré-avaliação, após a intervenção o choro foi relatado por apenas 13,3%. Além disso, 31,1% das mulheres recorreram a telefonemas para se tranquilizarem junto da família e para preencherem o tempo vazio da hospitalização na pré-avaliação, após a intervenção aumentou para 48,4%. A interação com outras mulheres (reunir-se, conversar, comer, rezar) aumentou de 20% para 82,2% antes e depois da avaliação, respetivamente. Outros mecanismos de sobrevivência, como falar com DEUS, usar a tecnologia e ler livros, eram 22% na pré-avaliação e aumentaram após a intervenção. Não há diferença estatisticamente significativa nas formas de enfrentamento antes e depois da intervenção, (X2 =.264), e (P valor =.967). Tabela (7).

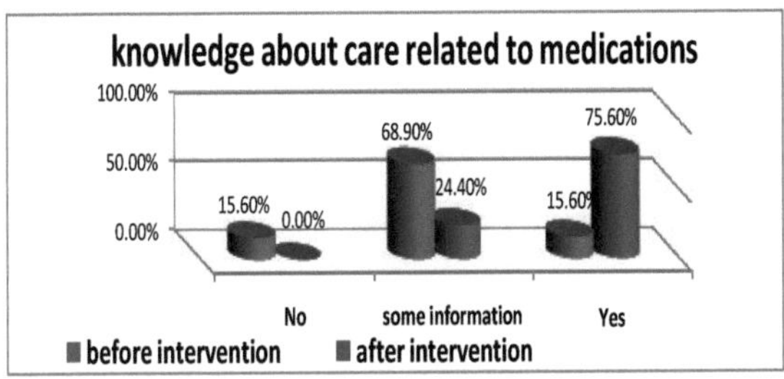

Figura (3), Distribuição das mulheres de acordo com seu conhecimento sobre cuidados relacionados a medicamentos antes e depois da intervenção (N= 45)

A figura (3), referente às gestantes que adquiriram novos conhecimentos sobre cuidados com medicamentos como anticoagulante e precauções com insulina, aumentou para 75,6% após o ensino em saúde. Houve diferença estatística significativa entre o conhecimento das gestantes em relação aos cuidados com a medicação antes e após a intervenção (Valor P = .010*).

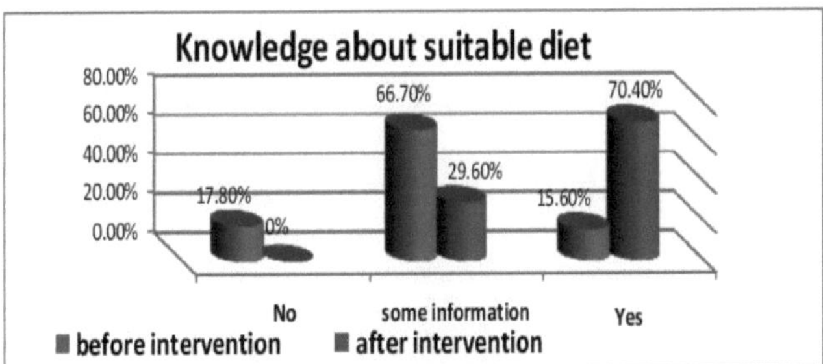

Figura (4), Distribuição das mulheres de acordo com o seu conhecimento sobre dieta adequada antes e depois da intervenção (N= 45)

A Figura (4), ilustra a melhoria dos conhecimentos das grávidas relativamente à dieta adequada para cada grupo. Revelou que, houve diferença estatisticamente significativa entre os conhecimentos das grávidas relativamente à dieta adequada para cada diagnóstico, (P valor<.005).

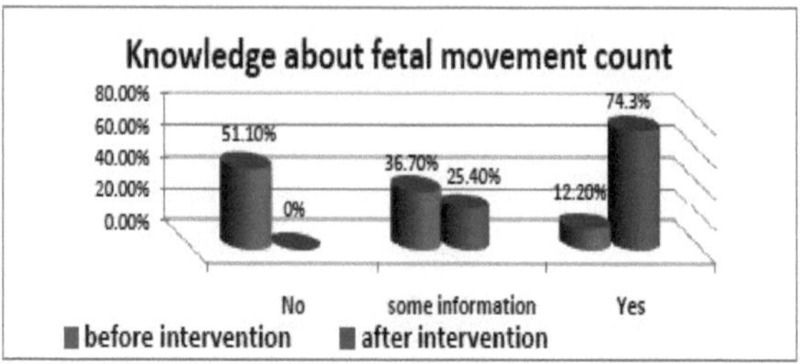

Figura (5), Distribuição das mulheres de acordo com o seu conhecimento sobre a contagem dos movimentos fetais antes e depois da intervenção (N= 45)

A figura (5), demonstra que, houve melhora das gestantes em relação a como contar os movimentos fetais, e revelou que Houve diferença estatisticamente significativa entre o conhecimento das gestantes em relação a contagem dos movimentos fetais antes e depois da intervenção como indicado por (P=.001*).

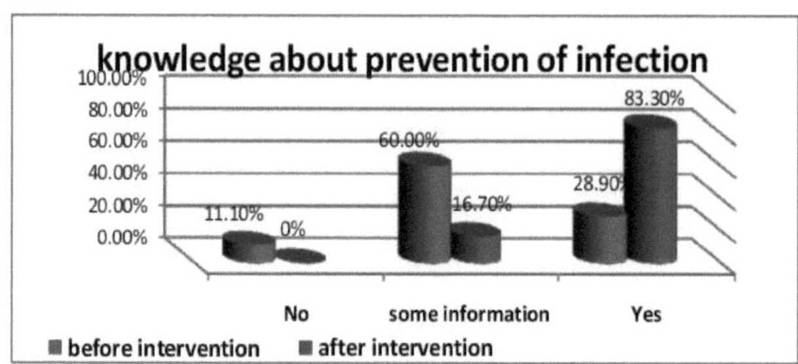

Figura (6), Distribuição das mulheres de acordo com o seu conhecimento sobre a prevenção da infeção antes & depois da intervenção (N= 45).

A figura (6), mostra que, houve diferença estatisticamente significativa entre o conhecimento das gestantes em relação à prevenção de infecções como as do trato respiratório superior e também a prevenção de infecções vaginais antes e depois da intervenção (valor de P =.000*).

Quadro (8)
Distribuição das mulheres de acordo com as mudanças no apoio da família e das outras mulheres admitidas no hospital antes e depois da intervenção
Variáveis
Pré-intervenção
Pós-intervenção X2 P
N=45 %

Interação com outras mulheres no hospital?
N=45%

Sem interação	8		17.8	0	.0	17.631	.007*
Pouca interação	20		44.4	7	15.6		
Boa interação (amizade)	17		37.8	32	71.1		
Apoio à família Poucas visitas da família e		23	51.1	16	35.6	34.961	.000*
amigos Visitas moderadas da família e		5	11.1	9	20.0		
amigos Visitas frequentes de familiares e amigos		17	37.8	20	44.4		

Na avaliação inicial, apenas 35,6% tinham uma boa interação contra 62% que não tinham nenhuma ou pouca interação, na avaliação posterior, 71,1% mostraram uma boa interação entre si. Houve uma diferença estatisticamente significativa na interação das mulheres entre si (valor de P<.05). Além disso, 37,8% das mulheres recebiam visitas frequentes de familiares e amigos, enquanto 62% recebiam poucas visitas das suas famílias, quer devido à longa permanência no hospital, quer devido ao facto de a família vir de zonas distantes. Na pós-avaliação, 44,4% receberam visitas frequentes de familiares e amigos. Verificou-se uma diferença estatisticamente significativa nas visitas da família (valor de P<.05) Tabela (8)

Secção- 4) Relação da intervenção com o nível de stress e os resultados da gravidez

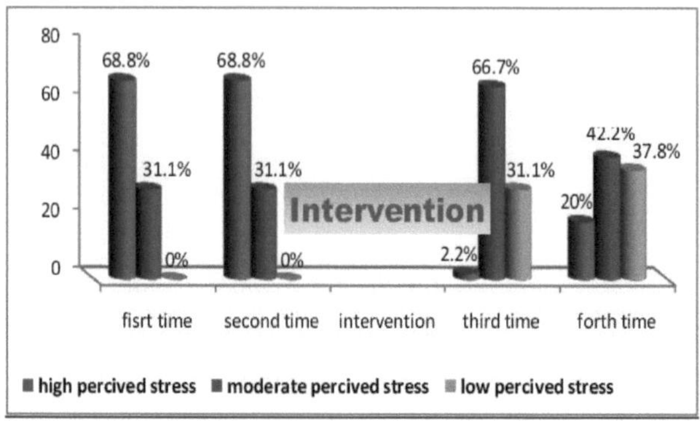

Figura (7), Distribuição das mulheres de acordo com o seu nível de stress antes da intervenção (1 &2^{stnd} time)&depois da intervenção (3rd & 4th time)

Sessenta e oito vírgula oito por cento das mulheres tinham um nível elevado de perceção de stress, enquanto 31,1% tinham uma perceção moderada de stress na primeira avaliação, tendo a mesma percentagem sido também encontrada na segunda avaliação. Enquanto o nível de stress após a intervenção na terceira vez foi de 2,2%, apenas 2,2% tinham uma perceção de stress elevada, 66,7% tinham uma perceção de stress moderada e 31,1% tinham uma perceção de stress baixa. Vinte por cento das mulheres têm uma perceção de stress elevada na quarta avaliação, 42,2% têm uma perceção de stress moderada e 37,8% têm uma perceção de stress baixa. Vinte por cento das mulheres que apresentam um nível elevado de stress no quarto momento da avaliação devem-se a complicações maternas, como perturbações da tensão arterial ou do nível de glicose no sangue, ou à admissão numa gravidez de alto risco, e 8,9% têm problemas fetais, como morte fetal intra-uterina ou aborto, enquanto os restantes 4,4% têm complicações neonatais, como morte neonatal. **A primeira medida** de perceção de stress foi efectuada na avaliação inicial, **a segunda**nd foi efectuada duas semanas após a primeirast . **A terceira medida** foi efectuada após um período de intervenção de 6 semanas e a **quarta medida** foi efectuada após 2 semanas da 3rd . Figura (7)

Tabela (9),

Relação entre os níveis de stress antes e depois da intervenção

	Média	SD	ANOVA de medidas repetidas	P
Pontuação do stress percebido da primeira vez (pré)	27.11	4.82	41.627	.000*
Pontuação do stress percebido na segunda vez (pré)	25.28	4.44		
Intervenção	-----------	----------		
Pontuação do stress percebido na terceira vez (pós)	17	5.23		
Pontuação do stress percebido ao longo do tempo (pós)	17	7.94		

Medidas repetidas (ANOVA) usadas para testar diferenças no stress percebido antes e depois da intervenção, e mostrou que, Há diferença estatisticamente significativa nos níveis de stress antes e depois da intervenção (valor P=.000*), Tabela (9).

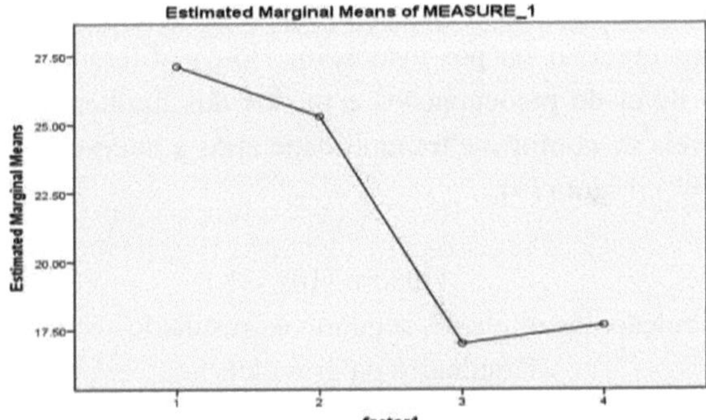

Figura (8), Distribuição das mulheres de acordo com as médias de stress antes da intervenção (1 &2^{stnd} tempo), após a intervenção (3rd & 4th tempo)

A figura (8) ilustra o nível de stress percebido pelas mulheres (médias) e mostra uma redução do nível de stress antes e depois da intervenção.

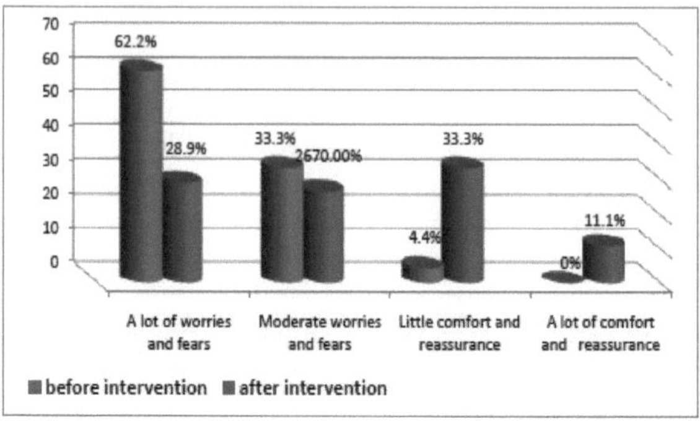

Figura (9), Distribuição das mulheres grávidas de acordo com o nível de preocupação e tranquilidade antes e depois da intervenção

Sessenta e dois vírgula dois por cento das mulheres referem muitos medos e preocupações na pré-avaliação e esta percentagem diminuiu para (28,9%) na pós-avaliação. Também (33,3%) têm preocupações moderadas na pré-avaliação e esta percentagem diminuiu para (26,7%) na pós-avaliação. Enquanto (4,4%) têm pouca tranquilidade na pré-avaliação e aumentaram para (33,3%) na pós-avaliação. Mas (0%) das mulheres têm mais garantias na pré-avaliação e aumentaram para (11,1%) na pós-avaliação. Houve diferença estatisticamente significativa no nível de preocupações e medos das mulheres hospitalizadas e aumento nos níveis de conforto e tranquilidade após a intervenção, X2 (26,174), e valor de P (010*). Figura (9).

Quadro (10)

Distribuição das mulheres segundo os resultados da gravidez

Resultados da gravidez %

N=30 Idade gestacional do feto

Pré-termo<37 semanas de gestação	3	8.6
Termo>37 semanas de gestação	27	77.1
Modo de entrega		
Parto normal	4	13.3
Parto vaginal com episiotomia	6	20
Cesariana	20	66.6
Peso neonatal à nascença		
Baixo peso à nascença < 2,5 kg	11	36.7
Peso normal ao nascer (2,5-4 kg)	15	50.0
Macrosómico> 4kg	4	13.3

*N.B.: Na altura do estudo, apenas **30** mulheres tinham dado à luz, 5 mulheres abortaram e 10 mulheres ainda estavam grávidas.

Onze vírgula um por cento das mulheres grávidas abortaram e **66,7%** (***30** mulheres apenas tiveram o parto na altura do estudo) e 22,2% ainda estavam grávidas na altura do estudo. De acordo com a idade gestacional, verificou-se que 14,2% das mulheres abortaram e 8,6% tiveram um parto pré-termo, enquanto 77,1% tiveram bebés de termo. Além disso, 13,3% das mulheres tiveram um parto vaginal normal e 66,6% tiveram um parto por cesariana. 36,7% dos bebés têm baixo peso à nascença, mas 50% têm peso normal à nascença e 13,3% dos bebés eram bebés macrocósmicos (das 30 mulheres, apenas algumas tiveram parto na altura do estudo, as restantes abortaram ou ainda estão grávidas). Tabela (10).

Quadro (11)

Distribuição das mulheres de acordo com as complicações neonatais e maternas

Complicações neonatais e maternas	N=30	%
Sem complicações	20	66.7
Anomalias congénitas	1	3.3
Glicemia baixa	2	6.6
Necessidade de uma unidade de cuidados intensivos	4	13.3
Morte fetal intra-uterina e iterícia	3	10
Complicações maternas Nenhuma complicação	18	60
Hemorragia	2	6.66
Distúrbios da glucose no sangue	3	10
Temperatura elevada ou problema na válvula cardíaca	3	10
Problemas de coagulação ou atraso na cicatrização de feridas	4	13.3

*__N.B.__: Apenas **30** mulheres deram à luz na altura do estudo.

Sessenta e seis vírgula sete dos recém-nascidos nasceram saudáveis, enquanto apenas um bebé tem uma anomalia congénita do coração, 2 bebés de mães diabéticas têm uma glicemia baixa após o parto e precisam de incubadora e apenas um bebé precisa de unidade de cuidados intensivos. Um bebé teve morte fetal intra-uterina e 2 bebés têm iterícia. De acordo com as complicações maternas, 37% das mulheres tiveram complicações diferentes, como hemorragias, perturbações do nível de glucose no sangue ou problemas nas válvulas cardíacas e problemas de coagulação. Tabela (11).

Quadro (12)

Relação entre o peso do recém-nascido e o nível de stress

Peso neonatal à nascença stress percebido

Baixo peso à nascença

Peso normal ao nascer

Macrocósmico X2 P

	N	%	N	%	N	%		
Baixa perceção de stress	7	46.7	6	40.0	2	13.3	3.122a	.538
Sensação de stress moderada	3	25.0	8	66.7	1	8.3		
Elevada perceção de stress	1	33.3	1	33.3	1	33.3		

A Tabela (10) mostra que, não houve diferença estatisticamente significativa entre o peso ao nascer neonatal, como baixo peso ao nascer, peso normal ao nascer, bebés macrocósmicos e nível de stress indicado por (P valor>.05). Como X2 = 3.122 e P = .538.

Quadro (13)

Relação entre o nível de stress e o modo de parto

Modo de entrega stress percebido

Parto normal

Parto vaginal com episiotomia

Secção cesariana X2 P

	N	%	N	%	N	%		
Sensação de stress moderada	2	9.1	4	18.2	16	72.7	.429a	.807
Elevada perceção de stress	2	16.7	2	16.7	8	66.7		

A Tabela (13) mostra que não houve diferença estatisticamente significativa entre o nível de stress, a perceção de stress elevado e moderado e o modo de parto, uma vez que 72,7% das mulheres com perceção de stress moderado deram à luz por cesariana e 66,7% das mulheres com perceção de stress elevado também deram à luz por cesariana. (Valor de p > 0,05).

Quadro (14)

Relação entre o momento do parto e o nível de stress
Tempo de entrega stress percebido
Aborto
Pré-termo
Termo completo X2 P

	N	%		%	N	%	
Baixa perceção de stress	1	9.1	2	18.2	8	72.77.703	.103
Sensação de stress moderada	3	13.6	1	4.5	18	81.8	
Elevada perceção de stress	1	100.0	0	.0	0	.0	

A Tabela (14) mostra que não houve diferença estatisticamente significativa entre o nível de stress e o momento do parto, uma vez que 72,7% das mulheres com baixa perceção de stress e 81,8% das mulheres com perceção de stress moderada deram à luz bebés de termo (X2 = 7,703) e (valor de P> 0,05).

Quadro (15)
Relação das complicações maternas com o nível de stress
Complicação materna
Baixa perceção de stress (0-13)nível de stress
Perceção moderada do stress (14-26)
Elevada perceção
tensão (27-40) X2P

	N	%	N	%	N	%		
Sem complicações	17	100.0	14	73.6	3	33.3	49.828a	.023*
Distúrbios da glucose no sangue	0	.0	1	5.3	2	22.2		
Febre	0	.0	1	5.3	3	33.3		
Hemorragia	0	.0	1	5.3	3	33.3		
Cardíaco (problema nas válvulas)	0	.0	0	.0	1	11.1		
Problemas de coagulação	0	.0	1	5.3	0	.0		
Problema de cicatrização de feridas	0	.0	1	5.3	2	22.2		

A tabela (15) mostra que existe uma diferença estatisticamente significativa entre o nível de stress e as complicações maternas. Um nível elevado de stress colocou as grávidas em risco de complicações como febre e hemorragias

(33,3%). Enquanto o nível de glicose no sangue perturbado e problemas de cicatrização de feridas com alto nível de stress foi de 22,2%, problemas de válvulas em mulheres cardíacas com substituição da válvula mitral11,1%, problemas de coagulação e problemas de cicatrização de feridas (X2 = 49,828[a]) e (valor de P<.05).

Quadro (16)

Relação das complicações neonatais com o nível de stress nível de stress

Complicação neonatal

Baixa perceção de stress (0-13)

Perceção moderada do stress (14-26)

Elevado

stress percebidoX2 P (27-40)

	N	%	N	%	N	%		
Sem complicações	12	80.0	8	66.7	1	25.0	18.280a	.107
Anomalias congénitas	0	.0	1	8.3	0	.0		
Glicemia baixa	1	6.7	1	8.3	0	.0		
Necessidade de incubadora	1	6.7	1	8.3	1	25.0		
Necessidade de uma unidade de cuidados intensivos	0	.0	0	.0	1	25.0		
Morte fetal intra-uterina	0	.0	0	.0	1	25.0		
Icterícia	1	6.7	1	8.3	0	.0		

A tabela (16) mostra que, apesar de as grávidas terem um nível elevado e moderado de perceção de stress (80%, 66,7% e 25%), os recém-nascidos nasceram sem complicações devido ao acompanhamento regular por ecografia e à adesão ao tratamento médico. Não houve diferença estatisticamente significativa entre o nível de stress e as complicações neonatais, tais como anomalias congénitas, baixo nível de glicose no sangue para bebés de mães diabéticas, necessidade de incubadora ou de unidade de cuidados intensivos neonatais e morte fetal intra-uterina (X2 = 18,280[a]) e (valor de P> 0,05).

DISCUSSÃO

O objetivo deste estudo é testar o efeito do apoio emocional na redução do nível de stress em mulheres grávidas de alto risco hospitalizadas. Os resultados do presente estudo são discutidos para testar a hipótese do estudo: fornecer apoio emocional a mulheres grávidas de alto risco hospitalizadas reduzirá o stress percebido. A discussão será apresentada com o seguinte enquadramento: 1) Identificação dos factores de stress da hospitalização; 2) Efeito do stress percebido nos resultados da gravidez relacionados com o tempo e modo de parto e com o peso do recém-nascido, complicações maternas e fetais. 3) Efeito do apoio emocional no nível de stress.

1) Identificação dos factores de stress da hospitalização

Os resultados do presente estudo revelaram que as mulheres hospitalizadas com uma gravidez de alto risco estavam expostas a muitos factores de stress, tais como preocupações com os seus fetos e com a conclusão da gravidez em curso sem complicações para elas próprias ou para os seus fetos, e falta de conhecimentos sobre o seu diagnóstico e o bem-estar do feto. A segunda preocupação estava relacionada com a separação das suas famílias e com o facto de terem de cuidar de outras crianças que ficaram em casa. O terceiro fator de stress foi o ambiente inadequado, com muita luz, falta de privacidade, alimentação desfavorável, salas de banho, camas ruins e ambiente barulhento, que levam à interrupção do sono ou à insónia. Além disso, ficam aborrecidos devido à longa permanência no hospital e, por último, à falta de entretenimento, como televisão ou ligação à Internet. Esta conclusão foi corroborada por Fatemeh et al, (2016) , que realizaram um estudo sobre a comparação dos factores de stress hospitalares e dos factores com eles relacionados; e também com Larsen & Birkelund, (2013), que realizaram um estudo sobre o ambiente hospitalar como um desafio na interação doente-doente, o ambiente hospitalar e o seu efeito como fonte de cura ou não-cura para o doente, o estudo concluiu que a hospitalização expôs o doente a diferentes e muitos factores de stress, como os doentes à espera do médico, à espera dos resultados dos testes, e também à espera dos cuidados de enfermagem, como a administração da medicação a tempo, as rotinas hospitalares implicadas pelas regras do hospital e a perda de autonomia pessoal na tomada de decisões, a falta de apoio e a falta de privacidade. Além disso, um estudo de intervenção realizado por Currie &

Barber, (2016), o estudo avalia as experiências de mulheres grávidas de alto risco, as mulheres descreveram a sua gravidez em geral utilizando palavras que indicam um elevado nível de stress como "medo", "doloroso", "choque" e "traumático". Para estas mulheres, a gravidez normal foi interrompida por estes sentimentos e complicações da gravidez de alto risco e da hospitalização. Descreveram também sentimentos de descontrolo, incerteza, imprevisibilidade e impotência. Estas conclusões coincidem com os resultados d o presente estudo. Também, o estudo realizado por Nasiri et al, (2011) sobre os factores de stress da hospitalização em unidades cardíacas, encontrou os seguintes factores de stress: falta de informação sobre a doença, cheiro invulgar, comida desfavorável e ambiente hospitalar barulhento com vozes e luz extra, também dor relacionada com a doença e dor relacionada com procedimentos e tratamento como injecções, insónia e despertar repetido durante a noite para tratamento, estar constrangido a deitar-se na cama e movimento limitado. As mulheres relataram os seguintes factores de stress: falta de conhecimento sobre a doença e as suas complicações, como o medo da morte e das consequências da doença. Incerteza sobre o que pode acontecer, desconforto associado à doença, sentimento de medo, incerteza, frustração, tristeza; e preocupação em colocar o bebé em unidades de cuidados intensivos neonatais. Além disso, os resultados do presente estudo são consistentes com os de Nakamura, Yashizawa e Atogami (2011), que descrevem os factores de stress da hospitalização como tédio, solidão, sentimento de aprisionamento, sensação de intemporalidade, falta de controlo, incerteza, procedimentos frequentes, pensamentos sobre o feto e o parto, medo de um possível nascimento prematuro e de cuidar do bebé após o parto.

2) Efeito da perceção do stress nos resultados da gravidez

No presente estudo, não existe uma relação estatisticamente significativa entre o nível de stress e os resultados da gravidez, como o modo de parto, o início do parto e o peso neonatal à nascença. Também não existe uma relação significativa entre o nível de stress e as complicações neonatais, como o parto prematuro, as anomalias congénitas e os bebés com baixo peso à nascença. Estes resultados contradizem os de Shaikh et al. (2013), que realizaram um estudo sobre a relação entre stress pré-natal, depressão, cortisol e parto prematuro. O estudo concluiu que o stress durante a gravidez pode provocar muitos efeitos negativos, como o aumento do processo inflamatório, a restrição do crescimento intrauterino, bebés com baixo peso à nascença e dificuldades de aprendizagem e cognitivas na criança. Esta contradição deve-se ao facto de a amostra, o local e a população serem diferentes. Também Beijers, Buitelar & Weerth, (2014) fizeram um estudo sobre os efeitos negativos do stress nos resultados da gravidez e concluíram que o stress psicológico pré-natal também tem efeitos negativos no feto, incluindo bebés com baixo peso à nascença e parto prematuro, diminuição da densidade da massa cinzenta do cérebro fetal e possível efeito no funcionamento do córtex. Também Currie & Barber, (2016) descobriram que o stress pode afetar o desenvolvimento do cérebro e do sistema nervoso do feto e pode aumentar o risco de parto prematuro, de bebés com baixo peso à nascença, de ansiedade pós-natal e de depressão pós-natal, o que pode afetar a ligação materno-fetal. Além disso, o estudo realizado por Cole-Lewis et al. (2014) sobre o stress específico da gravidez entre mulheres jovens com gravidez de alto risco concluiu que o stress específico da gravidez está associado ao parto prematuro com as suas complicações como problemas respiratórios, órgãos imaturos como o fígado e os pulmões. Além disso, Wado, Afework & Hindian (2014) avaliaram o efeito de problemas psicológicos como o stress materno, a gravidez indesejada e a falta de apoio social nos resultados da gravidez, tendo o estudo encontrado uma forte associação entre estes factores psicológicos e os maus resultados da gravidez, especialmente os bebés com baixo peso à nascença. Além disso, o estudo efectuado por Spyridou, Schauer & Leuschner (2015) sobre os prestadores de cuidados obstétricos serem capazes de avaliar os riscos psicológicos para as mulheres grávidas de alto risco, o estudo mostrou que o stress pré-natal é um fator de risco crucial para a mulher grávida, os estudos mais recentes mostraram que o stress materno está relacionado com a alteração do cortisol plasmático e do nível de cortisol do líquido amniótico, os efeitos adversos da exposição a níveis elevados de glucocorticóides foram associados a resultados negativos da gravidez, como o nascimento prematuro, bebés com baixo peso à nascença e alteração da ligação materno-fetal.Além disso, os resultados do presente estudo também contradizem os de Thompson (2016), que estudou o ambiente hormonal pré-natal e o seu efeito no feto e concluiu que existe uma forte associação entre o cortisol materno e o cortisol fetal em mulheres stressadas e ansiosas, em que os glucocorticóides afectam o desenvolvimento do cérebro fetal. Verificou-se que o stress percebido durante o período pré-natal está associado a um temperamento mais difícil (angústia à limitação) aos 3 meses, existindo também uma associação entre o cortisol fluido materno e a idade gestacional e o peso à nascença do bebé, o stress aumenta o cortisol, levando a uma gestação mais curta e a bebés com baixo peso à nascença. O presente estudo também revelou que existe uma diferença significativa entre o nível de stress e as complicações maternas, tais como hemorragias maternas, perturbações do nível de glicose no sangue, perturbações do sono, choro e atraso na cicatrização de feridas. Estes resultados foram apoiados por Devlin & Andrade (2017), que avaliaram o efeito do stress nos resultados fetais e maternos e descobriram que as mulheres sob stress podem sentir medo, preocupações, angústia e ansiedade. As respostas a este stress podem envolver problemas comportamentais, cognitivos e fisiológicos, como a alteração da atividade do sistema endócrino, do sistema cardiovascular, do sistema imunitário e gastrointestinal, do sono e do padrão alimentar. Além disso, Simon & Zieve (2013), que avaliaram os efeitos negativos do stress na gravidez, os resultados mostraram que o stress pode afetar o estado físico, emocional e comportamental das mulheres grávidas. Pode afetar todos os sistemas do corpo, uma vez que o stress aumenta a frequência cardíaca e a pressão sanguínea, a secura da boca, a dificuldade em engolir, o excesso de comida ou a anorexia, a dificuldade em dormir, o aumento da suscetibilidade a infecções e o abuso de substâncias como o álcool e o tabaco.

2) **Efeito do apoio emocional no nível de stress.**

Os resultados deste estudo revelaram que existe uma diferença significativa no nível de stress antes e depois da intervenção devido ao apoio emocional dado. Aumentar a interação entre as mulheres através de actividades de grupo/apoio de grupo e melhorar a reunião das mulheres para tomar refeições, rezar e socializar. Aumentar também os conhecimentos das mulheres sobre o seu diagnóstico, a contagem dos movimentos fetais, a dieta adequada e a prevenção de infecções, as mulheres ficam mais sensibilizadas com os resultados das investigações laboratoriais e o relatório da ecografia. As mulheres também sabem mais sobre como lidar com os factores de stress da hospitalização, há também um aumento do apoio social através do reforço e da organização de visitas familiares ao hospital. A escuta ativa dos seus medos e preocupações. Todas as intervenções acima referidas conduzem a uma diminuição do stress percebido pelas mulheres hospitalizadas. Estes achados foram apoiados por Currie & Barber (2016), que fizeram um estudo sobre as experiências de cuidados das mulheres em relação ao enfrentamento de uma complicação médica na gravidez, o estudo recomendou que, os enfermeiros devem fornecer escuta ativa com mulheres grávidas de alto risco, fornecendo ajuda quando necessário, fornecendo informações e educação que os ajudem a lidar com situações de alto risco e hospitalização e quem reconhecer complicações precoces. Os enfermeiros devem também facilitar o envolvimento do companheiro, da família e de outras pessoas de apoio nesta altura, para ultrapassar o sentimento de solidão e desamparo. Além disso, Heberlein et al., (2015) que realizam um estudo sobre os efeitos comparativos dos cuidados pré-natais em grupo sobre os resultados psicossociais, os resultados deste estudo concluíram que os benefícios do apoio em grupo: motivação para mudar os comportamentos de saúde, aumento da confiança, maior preparação para o parto e pós-parto, educação e benefícios psicossociais, melhorar as estratégias de enfrentamento, finalmente o apoio em grupo reduziu o nível de estresse do que o apoio individual. Além disso, Rubarth (2012), que deu apoio educativo a mulheres grávidas de alto risco sobre a UCI neonatal, concluiu que: fornecer apoio informativo a mulheres grávidas de alto risco sobre as suas necessidades pode diminuir o seu nível de stress, fornecer educação foi associado à redução do nível de stress e à melhoria dos resultados da gravidez, pelo que os prestadores de cuidados de saúde devem fornecer educação às mulheres e a toda a família para diminuir os níveis de stress materno e melhorar os resultados infantis. Além disso, o estudo realizado por Mazzoni & Carter (2017), sobre o nascimento pré-termo e o apoio social, o estudo concluiu que o apoio social tem muitos benefícios para as mulheres grávidas porque proporciona uma interação positiva que pode diminuir o nível de stress e ansiedade, também o apoio social pode fornecer recursos adicionais de enfrentamento para as mulheres grávidas lidarem com os factores de stress, o terceiro benefício é melhorar os resultados do nascimento. O estudo recomendou que, em estudos futuros, se avaliasse o nível de stress entre os grupos de risco e que os profissionais de saúde melhorassem a implementação do rastreio psicossocial, da educação e do aconselhamento a um grande número de grávidas de alto risco internadas no hospital ou em repouso no domicílio.Os resultados do presente estudo também foram apoiados por Larsen & Birkelund, (2013), que fizeram um estudo sobre a interação paciente-paciente - cuidar e partilhar, o estudo concluiu que a interação paciente-paciente era uma parte importante do sistema de apoio social durante a hospitalização, e os prestadores de cuidados de saúde devem prestar atenção ao ambiente físico do ambiente hospitalar, aumentando a ligação entre o ambiente hospitalar e a experiência de controlo do paciente, como a fácil acessibilidade ao prestador de cuidados de saúde, a dependência de outros para obter ajuda, ajudando também os pacientes a satisfazer as suas necessidades de informação e privacidade, o paciente deve receber informações sobre as consequências dos cuidados. Além disso, Rasmussen et al. (2015) realizaram um estudo sobre o ambiente social e a perceção do stress pelas mulheres. O estudo concluiu que o ambiente social desempenha um papel importante na perceção do stress pelas mulheres e que o apoio social é importante, especialmente por parte do parceiro e dos prestadores de cuidados de saúde. Os prestadores de cuidados de saúde desempenham um papel na diminuição do nível de stress dessas mulheres, reduzindo os seus receios e preocupações, fornecendo-lhes informações precisas que aumentam os seus comportamentos saudáveis em matéria de alimentação, actividades físicas e gestão do nível de glicose no sangue. Além disso, o estudo realizado por Yuksel, Akin & Durna (2013), sobre a angústia pré-natal em mulheres grávidas turcas, concluiu que as mulheres grávidas precisam de ser apoiadas emocional, física e socialmente. Uma melhor compreensão da angústia materna pré-natal poderia ajudar a informar os prestadores de cuidados de saúde sobre a prestação de apoio físico, emocional e socialmente adequado para alcançar uma gravidez saudável. A conclusão do presente estudo também foi apoiada por Fiskin, Kaydiark & Oskay (2017) que realizaram um estudo sobre a adaptação psicossocial na prevenção de manifestações depressivas entre mulheres grávidas de alto risco, o estudo recomendou que os enfermeiros devem prestar cuidados a mulheres grávidas de alto risco com a consciência das necessidades fisiológicas, bem como das necessidades psicológicas e devem ser realizadas reuniões de informação para aumentar o apoio psicológico e diminuir o nível de stress das mulheres grávidas e das suas famílias e também para prevenir manifestações depressivas. Em conclusão, o presente estudo revelou que o apoio emocional e informativo às grávidas de alto risco hospitalizadas desempenha um papel fundamental na diminuição do seu nível de stress e a importância de prestar atenção ao estado emocional das grávidas. Além disso, o presente estudo revelou que as grávidas hospitalizadas com condições de alto risco estão expostas a muitos factores de stress, especialmente preocupações com a sua condição e bem-estar fetal, separação das suas famílias e ambiente hospitalar que podem afetar as mulheres e os seus fetos. Além disso, os resultados revelaram que não existe uma relação estatística significativa entre o nível de stress e a hora do parto e o peso do recém-nascido, mas que existe uma relação significativa entre o nível de stress e as complicações maternas. Os resultados globais foram compatíveis com o modelo concetual proposto, pelo que este modelo constituiu um guia adequado para a recolha de dados e os resultados e variáveis tiveram grande influência na implementação clínica, pelo que os resultados apoiaram este modelo.

RESUMO, CONCLUSÃO E RECOMENDAÇÃO

Resumo

O objetivo do presente estudo foi avaliar o efeito do apoio emocional na redução do nível de stress em mulheres grávidas de alto risco hospitalizadas. Este capítulo resume os resultados do presente estudo e sugere recomendações com implicações para a prática, investigação e educação em enfermagem.

As principais conclusões do presente estudo revelaram que:

1. A faixa etária da amostra do estudo situava-se entre <20 e >40 anos, cerca de metade da amostra do estudo tinha entre 25 e 35 anos e a percentagem mais baixa era >25 e mais de 40 anos. Mais de 60% da amostra do estudo provinha de zonas urbanas.
2. Mais de três quartos da amostra do estudo não são casados por familiares. Cerca de metade da amostra tinha concluído o ensino secundário, enquanto um quarto tinha concluído o ensino universitário e 18% da amostra não sabia ler nem escrever.
3. No que diz respeito aos antecedentes obstétricos, mais de três quartos da amostra do estudo tinham filhos a termo e vivos em casa, enquanto um quarto tinha antecedentes de bebés prematuros. No que respeita ao número de abortos, um quarto da amostra do estudo não teve qualquer aborto, enquanto cerca de metade da amostra do estudo teve três ou mais abortos.
4. Em relação aos factores de stress da hospitalização, a percentagem mais elevada foi atribuída às preocupações com o feto, com o final da gravidez e com o estado de saúde. Além disso, o ambiente hospitalar com muita luz, ruído, falta de entretenimento, sono interrompido, comida e casas de banho inadequadas. A segunda preocupação foi a separação das suas famílias, especialmente as mulheres que tinham filhos em casa, e o sentimento de serem um fardo para as suas famílias ao cuidarem dessas crianças. A terceira preocupação foi a falta de conhecimento sobre certas questões e a falta de privacidade.
5. Mais de três quartos da amostra sentem certos perigos em relação ao feto e à gravidez, como o medo do aborto, do parto prematuro, das anomalias congénitas, da morte fetal intra-uterina e da necessidade de incubadora ou de UCI neonatal. Elas são tranquilizadas quanto a esses perigos pelo ultrassom e pela sensação de movimento fetal.
6. No que diz respeito a lidar com os factores de stress da hospitalização, mais

de metade da amostra do estudo utiliza o choro e os telefonemas para os entes queridos como método para reviver, enquanto um quarto reza e fala com Deus (pré-teste), além disso, no (pós-teste), as mulheres grávidas aumentam os seus métodos de lidar com o stress, tais como a utilização da tecnologia como a Internet, lêem mais livros, interagem em grupo para rezar, comem e conversam em conjunto.

7. Verificou-se uma diferença estatisticamente significativa entre o nível de conhecimentos antes e depois da intervenção, no que diz respeito aos conhecimentos sobre (movimentos fetais, prevenção de infecções, dieta adequada para cada diagnóstico).
8. Verificou-se uma diferença estatisticamente significativa entre a interação mulher-mulher e também nas visitas da família ao hospital antes e depois da intervenção.
9. Cerca de três quartos da amostra do estudo tinham uma perceção de stress elevada no (pré-teste-69%), enquanto esta percentagem diminuiu no (pós-teste) para 20% das mulheres com perceção de stress elevada, 42% com perceção de stress moderada e 37,8% com perceção de stress baixa.
10. Verificou-se uma diferença estatisticamente significativa entre o nível de stress antes e depois da intervenção.
11. Não houve diferença estatisticamente significativa entre o nível de stress e os resultados da gravidez (modo de parto, hora do parto, complicações neonatais e peso neonatal ao nascer)
12. Verificou-se uma diferença estatisticamente significativa entre o nível de stress e as complicações maternas, como o aumento do nível de glicose no sangue, o aumento da temperatura, a hemorragia durante a gravidez ou no pós-parto.

Conclusão

Com base nos resultados do presente estudo, pode concluir-se que as mulheres grávidas foram expostas a muitos factores de stress durante a hospitalização e que o apoio emocional melhorou o nível de stress antes e depois da intervenção. A maioria da amostra do estudo apresentou um nível de stress moderado a baixo no pós-teste, após a implementação da intervenção do estudo. Os resultados apoiaram a hipótese de investigação, em consonância com as conclusões dos resultados anteriores.

Recomendações

Com base nas conclusões do presente estudo, são sugeridas as seguintes recomendações:

- Aumenta a consciencialização dos enfermeiros para a importância do apoio emocional às mulheres hospitalizadas.
- Implementar o apoio emocional como parte do protocolo de cuidados de enfermagem nos serviços de gravidez de alto risco.
- Replicação do mesmo estudo utilizando uma amostra de maior dimensão e populações diferentes para ajudar a generalizar o apoio emocional na gravidez de alto risco no Egipto.
- Realizar um estudo de investigação qualitativa que avalie a experiência vivida por mulheres grávidas hospitalizadas em departamentos de gravidez de alto risco.

REFERÊNCIAS

Adamson, K., Bains, J., Penta, L., Tyrhwitt, J., Tolomiczenko, J., & Mitchell, T. (2012). Understanding the patients perspectives of emotional support to significant improve overall patient satisfaction. Healthcare Quarterly, 15, 63-66.
Agência para a Investigação e Qualidade dos Cuidados de Saúde. (2013). Disponível em http://www.ahrq.gov/research/data/index.html.
Ali, N., Azam, I., Ali, B., Tabbusum, Gh. & Mion, S. (2012). Frequência e factores associados à ansiedade e à depressão em mulheres grávidas; um estudo transversal de base hospitalar, revista científica mundial, ID 653098, 1-9.
Al- Emadi, S., Abutiban, F., Zorkany, B., Herc, A & Ostensen. M. (2016). O cuidado de mulheres com doença cardíaca reumática durante a gravidez, Springer. (35), 25-31.
Associação Americana de Diabetes, padrões de cuidados médicos em diabetes. (2017). A revista de investigação clínica e aplicada e educação, vol 40: 51-60.
Associação Americana de Psicologia, Stressed In America. (2013). Stress associado à gravidez de alto risco.
Centro Nacional Americano para a Prevenção e Promoção das Doenças Crónicas, (2016).
Visão geral sobre a gravidez de alto risco e a sua classificação.
AmericanaHeartAssociation, (2017). Cuidados com pacientes sob crescentes alterações da válvula cardíaca.
Amorim, S. T., Moura, E., Vasconcelos, A., Azevedo, A. Oliveira, A. & Flint, N (2017). Perspetivas dos cuidados de enfermagem na gravidez de alto risco, journal of Enfemeria Global, 46, 530- 535.

Angela, U., & Barlow. J. (2016), maternal emotional wellbeing and infant development "a good practice for midwives" , the royal college of midwives, páginas 8-10.

Araujo, W. S., Romero, W. G., Zandonade, Z. E. &Amoriom, M. H. (2016). Efeito do relaxamento nos níveis de depressão em mulheres com gravidez de alto risco, um ensaio clínico randomizado. Rev. Latino-Am. Enfermagem. 24: e2806. DIO: http://dx.doi.org/10.1590/1518.
Azzam, H. F. & El Sharkawy, N. B. (2015). Efeito do módulo de educação em saúde sobre diabetes mellitus gestacional nos resultados da gravidez, World Journal of Nursing Sciences 1 (3): 76-88. DOI: 10.5829/idosi.wjns.2015.76.88.
Beijers, R. Buitelar, k. j. & weerth, E. (2014). Mecanismos subjacentes aos efeitos do estresse psicossocial pré-natal nos resultados da criança: além do eixo

HPA, springer, Eur Child Adolesc Psychiatry, 23: 943-956, DOI 10.1007 / s00787-014-0566-3.
Buss, C., Poggi, E, D., Muftuler, T., Head, K., Sandman, C, A. (2011). A ansiedade elevada durante a gravidez está associada à diminuição da densidade da massa cinzenta em crianças de 6-9 anos. Psiconeuro endocrinologia; 35(1): 141-153. doi:10.1016/j.
Catov, J., Flint, M., Lee, M., Roberts, M. & Abatemarco, J. (2015). A relação entre raça, inflamação e fatores psicossociais entre mulheres grávidas, jornal de saúde materno-infantil, 19, 401-409.

Cardiac Institute Booklet (2015), Diet for cardiac patient with valve replacement.

Cardwell & Michael, S. (2013). Stress: Considerações sobre a gravidez: Artigo de revisão Obstetrical & Gynecological Survey, Volume 68 - Edição 2 - p 119-129 doi: 10.1097/OGX.0b013e31827f2481.

Capponi, S., Cohen, K., Nyamukapa, M., Baxter, J., & Worly, B. (2015). Apoio do parceiro e da família durante a gravidez e sua importância no comportamento materno, Jefferson, 35- 38.
Christian, M. A. (2014). Efeitos do stress e da depressão nos parâmetros imunes inflamatórios na gravidez, Volume 211, Edição 3, Páginas 275-279, DOI: http://dx.doi.org/10.1016/j.ajog.2014.06.042.
Cohen, S., Kamarck, T, & Mermelstein, R. (1983). A global measure of perceived stress.
Journal of Health and Social Behavior, 24, 1983, 385-396.
Cole-Lewis, H., Kershaw, T., Earnshaw, V., Yonkers, K., Lin, H., & Lckovics, J. (2014). Stress específico da gravidez, parto prematuro e idade gestacional em mulheres jovens de alto risco, health psycho, 33(9), 1033-045.
Currie, J. & Barber, C. (2016). Pregnancy gone wrong: Women's experiences of care in relation to coping with a medical complication in pregnancy, New Zealand College of Midwives Journal, 52: 37-40.

Daflapurkar, B. Sh. (2014). High risk cases in obstetrics, Jaypee Brothers Medica publishers, Newdelhi, London, primeira edição, ISBV: 978-93-5152-218.

Dagkil, T., Papazisis, G., Tsakiridis, I., Chouliara, F., Mamopoules, A. & Rausso, D. (2016). Prevalência de depressão pré-natal e fatores associados entre mulheres grávidas hospitalizadas em uma unidade de gravidez de alto risco na Grécia, Springer, Soc Psychiatry Psychiatr Epidemiol, 51: 1025-1031, DOI

10.1007 / s00127-016-1230-7.

Devlin, A., Andrade, C. (2017). Qualidade da experiência hospitalar: Impact of the Physical Environment, Springer International Publishing Switzerl, 23: 421-425.

Dollberg, D. G., Rozenfeld, T. & Kupfermincz, M. (2016). Early Parental Adaptation, Prenatal Distress and High-Risk Pregnancy, journal of Pediatric Psychology, 41(8), 2016, 915-929doi: 10.1093/jpepsy/jsw028.

El- Edessy, M. S., Nasr, A., Mustafa, F., El Rashedy, M., Elsattar, M. & Saleh, M. (2014). High risk pregnancy outcomes in upperEgypt, American journal of research communication, vol 2, 75-85.

Elshabrawy, E., Elrefae, M., Aziz, R., & Elsnosy, Sh. (2010). Mortalidade pré-natal no Alto Egipto. Revista Mundial de Ciências Médicas 5(1), 1-6.

Fan, Y. W., Hang, Z., Barry, J., Ding, T., Baio, G., Muscat, R., Todd., Wang, F. & Hardiman, P. (2017). A associação entre estresse psicológico e aborto espontâneo: Uma revisão sistemática e meta-análise, www.nature.com/scientificreports DOI: 10.1038 / s41598-017-01792-3.

Fatemeh, K., Rahnama, M., Dadkani, E., Balouchi, A. & Fazeli, Kh. (2016). A Comparison of Hospital Stressors and their Related Factors:From the Perspective of the Cardiac and Internal Wards' Patients, International Journal of Pharmaceutical and Clinical Research, 8(1):80-85.

Fiskin, G., Kaydirak, M. & Oskay, U. Y. (2017). Adaptação psicossocial e manifestações depressivas em gestantes de alto risco, visão de mundo enfermagem baseada em evidências, 14, 55-64.

Gareau, S., De Fede, A. p., Loudermilk, B. L., Cummings, T. H., Hardin, J. W., Picklesimer, A. H., Crouch, E., Kolb, S. (2016). Resultados de cuidados pré-natais em grupo na economia do Medicaid com melhores resultados: Uma análise de pontuação de propensão da participação da gravidez centralizada na Carolina do Sul, Springer Science, páginas 1385-1390.

Garcia, R., Ali, N., Papadopoulos, Ch. & Randhawa, G. (2015). Specific antenatal interventions for Black, Asian and Minority Ethnic (BAME) pregnant women at high risk of poor birth out comes in the United Kingdom, BMC Pregnancy and Childbirth, 15:226-230.

Gourounti, K., Anagnostopoulos, F. & Lykeridou, K. (2013). Coping strategies as psychological risk factors for antenatal anxiety, worries and depression among Greek women, Springer, women ment health,16, 353-361.

Gourounti, K., Karpathiotaki, N. & Vaslamatzis, G. (2015). Stress psicossocial na gravidez de alto risco, IMedPub Journals, http://journals.imed.pubVol. 8 No. 95, doi: 10.3823/1694.

Golver, V. (2015). Prentalstress e seu efeito sobre o feto e a criança, Springer science 13, páginas 269-273.

Hassan, H. E,. Sheha, E.A,. Nasr, E.H. (2016). Nível de stress entre as mulheres grávidas com problemas cardíacos, revista internacional de pesquisa granthaa layah, vol 4, páginas 220- 230.

Heberlein, E. C., Picklesimer, A.H., Billings, D.L., Kolb, S.C., Farber, A. & Frongilllo,
E.A. (2015). The comparative effects of group prenatal care on psychosocial outcomes, Springer-Verlag Wien, DOI 10.1007/s00737-015-0564-6, páginas 260-270.

Heberlein, E. (2014). The Comparative Effectiveness of Group Prenatal Care on Women's Psychosocial Health (Doctoral dissertation).Retrieved fromhttp://scholarcommons.sc.edu/etd/2592.

Isaksson, J., Lindblad, F.,Valladares, E., Högberg, U. (2015). Níveis elevados de cortisol materno durante a gravidez estão associados a mais sintomas psiquiátricos na descendência aos nove anos de idade - Um estudo prospetivo da Nicarágua, springer, vol 71: 97-102.

Jesse, E., Kim, H. & Herndon, C. (2014). Apoio social e autoestima como mediadores entre stress e sintomas depressivos anteparto em mulheres grávidas rurais, revista de pesquisa em enfermagem e saúde, 37: 241-252

Jupp, V. (2014). "Desenho de séries temporais". O Dicionário Sage de Métodos de Pesquisa Social. Recuperado de http://srmo.sagepub.com/view/the-sage-dictionary-of-social-research- methods/n208.xml.

Kalaivani, S., Saradhambal, M. & Revathy, D. (2016). Prevalência de gravidez de alto risco um estudo descritivo, revista internacional de pesquisa avançada: 4(9), pages, 1220-1224.

Kent, R. A., Yazbec, M., Heyns, T. & Coetzee, I. (2015). As necessidades de apoio de pacientes pré-natais de alto risco em hospitalização prolongada, jornal de Pretória, 7-10.

Kolte, A. M., Olsen, L. R., Mikkelesen, E. M., Christiansen, O. B. &Nielsen, H.

S. (2015). Depressão e stress emocional são altamente prevalentes entre as mulheres com perda recorrente de gravidez, reprodução humana, vol 30, no 4, 777-782.

Latha, S. & Shankar, R. (2011). Hospital Related Stress among Patients Admitted to a Psychiatric In-patient Unit in India, Online Journal of Health and Allied Sciences, vol 9, pages 8-10.

Larsen, L. S., & Birkelund, R. (2013). A companheirismo entre estranhos, o ambiente hospitalar como um desafio na interação paciente-paciente em enfermarias de oncologia, Journal of Advanced Nursing, 70(2), 395-404.doi:10.1111/jan.12204.

Lckovics, J., Reed, E., Magriples, U., Westdahl, C., Rising, S. &Kershaw, S. (2012). Efeitos dos cuidados pré-natais em grupo sobre o risco psicossocial na gravidez: Results from a randomised controlled trial,Psychol Health;26(2):235-250.doi:10.1080/08870446.2011.531577.

Lee, A & Wright, R. J. (2015). Estresse pré-natal e risco de asma na infância: tendo uma visão mais ampla, volume (47) 405-409. OI: 10.1183/13993003.01921.

Lee, E., & Lee, S. (2016). A relação entre o stress na gravidez e a ansiedade na gravidez de alto risco. Revista Internacional de Biociência e Bio-tecnologia, 8, 135-162.

Lee, S. (2014). Perceção de risco em mulheres com gravidez de alto risco. British Journal of Midwifery, 22(1), pp. 8-13. doi: 10.12968/bjom.2014.22.1.8.

Lee, S., Ayers, S. & Holden, D. (2014). Uma metassíntese da perceção de risco em mulheres com gravidez de alto risco. Midwifery, 30(4), pp. 403-411. doi: 10.1016/j.midw.2013.04.010

Lecompote, B., Fortier & Rousseau, A. (2016). Efeito adverso do alto estresse migratório na saúde mental durante a gravidez: um relato de caso, Springer-Verlag DOI 10.1007 / s00737-016- 0671, páginas 233-235.

Los Royes. (2015). Repouso no leito e seu uso continuado em mulheres com gravidez de alto risco, Universidade da Califórnia, teses seniores e projetos de capstone.

Loomans, E., Dijk, A., Vrijkotte, G. M., Eijsden, M. V., Stroks, K., Gemke, B. & Bregh,
V. D. (2012). Psychosocial stress during pregnancy is related to adverse birth outcomes, European journal of public health, vol 23, no 3,485-491.

Lucero, M. S. (2010). O coping religioso com os factores de stress de uma gravidez pela primeira vez como preditor de ajustamento entre maridos e mulheres, tese de mestrado, Faculdade da Universidade Estatal de Bowling Green, 1-10.

Mattila, E., Kaunonen, M., Alto, P. & Kurki, P. A. (2014). The method of nursing support in hospital and patients' and family members' experiences of the effectiveness of the support, Scand J Caring Scince; 28; 305-314,doi: 10.1111/scs.12060.

Masoudi Z, Akbarzadeh M, Vaziri, F., Zare, N., Ramzi, M. (2014). Os efeitos da diminuição da ansiedade materna na oxigenação fetal e na contagem de glóbulos vermelhos nucleados no sangue do cordão umbilical, Iranian Journal of Pediatrics, Volume 24 (Número 3), junho de 2014, Páginas: 285-292.

Mazzoni, S., & Carter, B. (2017). Cuidados pré-natais em grupo para pacientes com gravidez de baixo risco e algumas de alto risco, Elsevier, AMJ Obestet Gynacol, (17), 135-145.

Mcleish, J. & Redshaw, M. (2017). Mothers accounts of the impact on emotional wellbeing of organized peer support in pregnancy and early parenthood, BMC pregnancy and child birth, 17(28), pages 2-14.

Morikwa, M., Okada, T., Ando, M., Aleksic, B., Kunimoto, Sh., Nakamura, Y., Kubota, Ch., Uno, Y., Ozaki, N. & Goto, S. (2015). Relação entre apoio social durante a gravidez e estado depressivo pós-parto: um estudo de coorte prospetivo, jornal de relatórios científicos, vol 5: 10-20.

Mody, Zadeh, J., Delaram, M., Shams, S., Kashan, M. & Jafar, L. (2015). Uma prevenção de infeção direcionada em residentes de lares de idosos com dispositivos internos, ensaio clínico randomizado, associação médica americana JAMA med, 5 (7), 714-723.

Moore, D., Regina, C.H., Conti, D., Guzman, F. (2011). Anticoagulation Drugs: O que os enfermeiros precisam de saber Escola de Enfermagem Johns Hopkins Hom.

Musters, A. M., Koot, Y. E., Boogaard, N.M., Kaaijk, E.,Macklon, N.S. F., van, F., Nieuwkerk, P.T & Goddijn, M. (2013). Supportive care for women with recurrent miscarriage: a surveyto quantify women's preferences, Human Reproduction, Vol.28, No.2 pp. 398-405.

Centro Nacional de Prevenção das Doenças Crónicas e Promoção da Saúde. (2016). Divisão de Saúde Reprodutiva. Problemas comuns de saúde materna que

as mulheres podem ter durante a gravidez.
Nasiri, M., Rahimiyan, B,. Sahanshahi, M,. Hajiyan, K., & Nikfar, J. (2011). Stressores associados à hospitalização nas unidades de cuidados cardíacos stressantes, Iranian Journal of Critical Care Nursing, (4), 141-148.
Nakamura, Y., Yashizawa, T. & Atogami, F. (2011). Assessments of maternal psychosocial adaptation for pre-labor hospitalized pregnant women in Japan, Women's Health Nursing, Tohoku University Graduate School of Medicine, Japan, pages 35-40.

Nepomnascchy, P. A., Salvante, K. G., Zeng, L., Pyles, C., Blais, J., Wen, L., & Barha, C.
K. (2015). Variação nos perfis de cortisol urinário materno ao longo do período pré-concecional, reprodução humana, (30), 1460-1472.

Palma-Gudiel H, Cordova-Palomera A, Eixarch E, Deuschle M, Fananas L. (2015). O estresse psicossocial materno durante a gravidez altera a assinatura epigenética do promotor do gene do recetor de glicocorticóide em sua prole: uma meta-análise. Epigenética no desenvolvimento neurocomportamental fetal. Clin Obs Gynecol 52: 1-15.

Pieper, G., Balci, A., Aarnoudse, J., Kampman, M., Sollie, K., Groen, H., Mulder, B., Oudijk, M., Roos, W., Cornette, J., Dijk, V., Spaanderman, M. & Drenthen, W. (2013). Fluxo sanguíneo placentário uterino, função cardíaca e resultados de gravidez em mulheres com doença cardíaca congénita, associação cardíaca americana, jornal de circulação, 128: 2478-2487.D10.1161 / CIRRCULATIONAHA.113.002810.

Powers, M., Bardsley, J., Cypress, M., Duker, P., Funnel, M., Fischi, A., Maryriuk, M., Siinerio, L. & Pharmd, E. (2015). Diabetes self education and support in type 2 diabetes, American diabetes association, 417-420.

Räisänen, S. M., Lehto, S., Nielsen, H.S., Gissler, M., Kramer, M. & Heinonen, S. (2017). Fatores de risco e resultados perinatais de depressão maior durante a gravidez, BMJ Open; 4: e004883.doi: 10.1136 / bmjopen-2014-004883.

Rasmussen, B., Christel, H., Clarke, B,. Botti, M., Dunning, T., Jenkins, A. & Spight, J. (2015). Questões psicossociais de mulheres com diabetes tipo 1 em transição para a maternidade. BMC gravidez e nascimento de crianças, 13: 218, páginas 2-10.

Rodrigues, P.B., Baldi, C.F., Cantilino, A. & Sougey, E.B. (2016). Características especiais da gravidez de alto risco como fatores de desenvolvimento de sofrimento mental, Trends Psychiatry Psychother. 2016; 38(3):136-140. http://dx.doi.org/10.1590/2237-6089-2015-0067.

Rossman, B., Greene, M. & Meier, B. (2015). O papel do apoio dos pares no desenvolvimento da identidade materna para "mães de UTIN, JOGNN, 44, 3-16 .DOI: 10.1111/1552-6909.12527.

Roy-Matton, N., Moutquin, J.M., Brown, Ch., Carrier, N. & Bell, L. (2011). The impact of perceived maternal stress and other psychological risk factors on pregnancy complications, journal of obstet gynaecol can, 33(4), 344-352.

Rubarth, L. B. (2012). Use of NICU Education to Decrease Stress for Prenatal Patients on Bed Rest, tese de mestrado, Creighton University, Omaha, NE, páginas 3-17.

Ryo, E., kamata, H., Seto, M., Morita, M., Nagaya, Y., Nishihara, K. & Ohki, N. (2017). Valores de referência para o registador de medição da aceleração do movimento fetal para contar o movimento fetal, fundação internacional de investigação pediátrica, vol 8, 1-3.

Saleh, G., & Mashael, F. (2014). Perceived Stresses and Anxiety Among a Sample of Educational Qualification Diploma Students In Education College in Tishreen University .Tishreen University Journal for Research and Scientific Studies - Arts And Humanities Series36 (4) 267-268.

Sabri, Y., & Nabel, H. (2015). O impacto da ansiedade e da depressão durante a gravidez no crescimento fetal e no resultado do nascimento, Egypt J Psychiatr 36: 95-100.

Shaikh, K., Premji, S., Khowaja, K., Tough, S., Kazi, A., Khowaj, S. (2013). A relação entre o stress pré-natal, a depressão, o cortisol e o nascimento prematuro: A review. Open Journal of Depression, 2(3), 24-31.

Simon, C. D., Adam, E. K., Holl, J. L., Wolfe, K. A., Grobman, W. A.& Borders, A. E.
B. (2016). Stress pré-natal e resposta ao despertar do cortisol em mulheres afro-americanas e caucasianas no terceiro trimestre da gravidez, Springer sciences' and business media new York (20) 2142-2149.

Simon, H. & Zieve, D. (2013). Relatório aprofundado sobre as causas, o diagnóstico, o tratamento e a prevenção do stress, Universidade de Harvard, www, hon.ch, 70 (7)124350.

Silveira, M. L., Pekow, P. S., Dole, N., Markenson, G. & Taber, L. Ch. (2013). Correlatos de alta perceção de estresse entre mulheres hispânicas grávidas no

oeste de Massachusetts, Springer, saúde materno-infantil (17), 1138-150.
Spyridou, A.,Schauer, M. & Leuschner, M. (2015). Os prestadores de cuidados obstétricos são capazes de identificar riscos psicológicos, identificar e encaminhar mulheres grávidas de alto risco, BMC gravidez e parto (15) 41, páginas 2:17.

Schetter, D. & Dolbier, Ch. (2011). Resiliência no Contexto do Stress Crónico e Saúde em Adultos, Bússola de Psicologia Social e da Personalidade, 5 (9): 634–652, DIO:10.1111/j.1751-9004.2011.00379.

Sulima, M., Lewicka, M., Markara. M, Wiktor. K. & Wiktor. H. (2013). A intensificação do stress em mulheres grávidas com risco de parto prematuro, revista de saúde pública, enfermagem e resgate médico, No.4: 37-42.

Thompson. S. (2016). Cortisol e cortisol durinal como mediadores das relações de stress pré-natal e ajustamento da criança, Elsevier, 55-61.

Vasquez, L., Acuna, P. & Montanez, C. (2012). A fenomenologia do estudo da experiência da gravidez de alto risco, Enfemeria Global, vol 28, p308-313.
Umba, B. T., Dedetemo, K,. Managa, G. (2014). Stress materno e resultados da gravidez, revista aberta de obstetrícia e ginecologia, (4), 361-370.
Wado, E,. Afework, R., & Hindin. K. (2014). Efeitos da intenção de gravidez materna, sintomas depressivos e apoio social no risco de baixo peso ao nascer, www.plosone.org,Volume 9 | Issue 5 | e96304, páginas 1-7
Witt, W. P., Litzelman, K., Cheng, E. R., Wakeel, F. & Barker, E. S. (2014). Measuring stress before and during pregnancy, a review of population based studies of obstetric outcomes, Springer sciences, maternal child health journal (18), 52-63.

Organização Mundial da Saúde. (2015). Estatísticas para bebés prematuros que nasceram devido a condições de gravidez de alto risco.

Wilhelm, L., Alves, C.N., Demori, C., Silva, S., Meincke, S. & Ressi, L. (2015). Sentimentos de mulheres que vivenciaram uma gestação de alto risco, on line revista brasileira de enfermagem, vol 14, no,3, p 1-3.

Yao, E., Robinson, Zucchi, Robbins, Babenko, Kovalchuk, O., Kovalchuk, Olson e Metz. (2014). A exposição ancestral ao estresse programa epigeneticamente o risco de parto prematuro e resultados adversos maternos e neonatais, http://www.biomedcentral.com/1741- 7015/12/121.

Yasodha, P. & Veeralakshmi, S. (2012). Avaliação da Perceção de Stressores entre os Pacientes Hospitalizados, Asian Journal of Nursing Education. and Research 2(3) 99-102.

Yuksel, F., Akin, S . & Durna, Z. (2013). Angústia pré-natal em mulheres grávidas turcas e factores associados à angústia pré-natal materna, revista de enfermagem clínica, 23, 54-64.

Zaki, N., Mesbah, Y. & Shams, M. (2013). Distúrbio do sono em uma amostra de mulheres grávidas egípcias de alto risco, Elsevier inc, vol 14, páginas 311-315.

ÍNDICE DE CONTEÚDOS

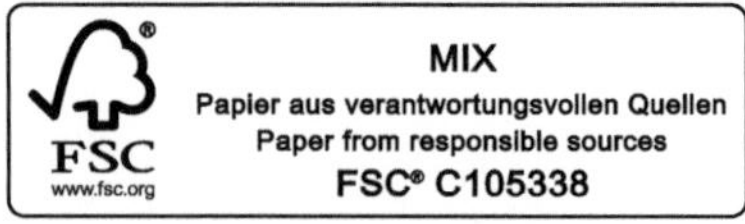

Printed by Books on Demand GmbH, Norderstedt / Germany